血液学检验

实验指导

XUEYEXUE JIANYAN

SHIYAN ZHIDAO

主编／钟辉秀

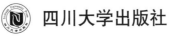
四川大学出版社

责任编辑：龚娇梅
责任校对：杨　果
封面设计：墨创文化
责任印制：王　炜

图书在版编目（CIP）数据

血液学检验实验指导 / 钟辉秀主编. —成都：四
川大学出版社，2018.8
ISBN 978－7－5690－2323－7

Ⅰ.①血…　Ⅱ.①钟…　Ⅲ.①血液检查－实验－教材
Ⅳ.①R446.11-33

中国版本图书馆 CIP 数据核字（2018）第 205355 号

书名　**血液学检验实验指导**

主　　编	钟辉秀
出　　版	四川大学出版社
地　　址	成都市一环路南一段 24 号（610065）
发　　行	四川大学出版社
书　　号	ISBN 978－7－5690－2323－7
印　　刷	四川盛图彩色印刷有限公司
成品尺寸	185 mm×260 mm
印　　张	11.125
字　　数	200 千字
版　　次	2019 年 1 月第 1 版
印　　次	2022 年 6 月第 4 次印刷
定　　价	78.00 元

◆读者邮购本书，请与本社发行科联系。
　电话：(028)85408408/(028)85401670/
　(028)85408023　邮政编码：610065
◆本社图书如有印装质量问题，请
　寄回出版社调换。
◆网址：http://press.scu.edu.cn

普通高等学校特色配套教材

供医学检验技术专业使用

血液学检验实验指导

主　　编　钟辉秀

副 主 编　殷明刚　刘伟平　宋自阆　杨新春

编　　者（以姓氏笔画为序）

王发云（昆明卫生职业学院）

王　迅（山西省晋中市卫生学校）

文　承（南宁市卫生学校）

刘　怡（重庆医药高等专科学校）

刘伟平（自贡市第一人民医院　四川卫生康复职业学院）

宋自阆（自贡市第四人民医院　四川卫生康复职业学院）

李　彬（自贡市第四人民医院　四川卫生康复职业学院）

库热西江·托呼提（新疆维吾尔医学专科学校）

杨新春（四川卫生康复职业学院）

赵　锐（黔南民族医学高等专科学校）

钟辉秀（四川卫生康复职业学院）

殷明刚（自贡市第一人民医院　四川卫生康复职业学院）

黄文强（黔南民族医学高等专科学校）

章梁君（自贡市第一人民医院　四川卫生康复职业学院）

焦啸波（扬州市职业大学）

前　言

　　《血液学检验》是高等医学院校医学检验技术专业的必修课和核心主干课程之一，是医学检验技术专业课程中与临床关系最密切、实践性及应用性均很强的一门课程，其中的血细胞形态学检验更是检验人员必须掌握的一项基本技能，也是教学的重点和难点。为了更好地激发学生的学习兴趣，提高教学效果，同时也更好地满足《血液学检验》实验教学的需要，我们依靠"一校两附院"的运行体制，利用两家附属三甲医院的优势资源，秉承"医教相融、岗课一体、德能并举"的理念，培养高素质医学检验技能型人才，从2012年开始组织编写《血液学检验实验指导》教材，并作为校本教材连续在四届学生中使用，反响良好。本教材可供全国高等职业院校医学检验技术专业的师生、从事临床检验的工作人员使用，也可供参加职称考试的人员参考。

　　本教材在校本教材的基础上联合了多家院校的多名编者进行修改与完善，将更有利于教师与学生提高教学与学习效果。教材内容的编写以侯振江等主编的《血液学检验》（第四版）为基础，参考夏薇主编的《临床血液学检验技术》、曾小菁主编的《临床血液学检验实验指导》、王建中主编的《临床检验诊断学图谱》及沈悌主编的《血液病诊断及疗效判断标准》（第四版）等，增加新知识、临床病例、骨髓检查报告单、重难点指导及达标检测等内容，注重学生基础理论、基本知识及基本技能的培养。搜集大量临床病例资料及骨髓细胞图片，模拟临床实际工作情境进行实验教学，从正常血细胞形态到常见疾病细胞形态，从正常骨髓象到疾病骨髓象特征介绍，循序渐进地编排学习内容，既巩固基本理论，又训练基本技能，同时注重培养学生严谨务实的学习态度和工作作风。

　　本教材的主要内容包括：

　　（1）细胞发育各阶段形态特征，如红细胞系统、粒细胞系统、巨核细胞系统、淋巴细胞系统、单核细胞系统及浆细胞系统等；

（2）常见血液疾病的骨髓象及细胞形态特征，如缺铁性贫血、巨幼细胞贫血、急性白血病、慢性白血病、多发性骨髓瘤等；

（3）常用细胞化学染色及临床价值；

（4）临床常用血栓与止血检验项目。

本书每个实验项目均按目的、要求、器材及注意事项等分层次进行编写，既有理论知识描述，又配有大量形态典型、清晰的图片，图文并茂；还增加了真实的临床病例资料和思考题。力求通过对学生基本技能和临床逻辑思维能力的训练，提高学生对造血系统与淋巴组织疾病的实验诊断技能。

本教材在编写、修改和完善的过程中，得到了各位编者的大力支持，在此向他们表示由衷的感谢！由于编者编写水平及经验有限，本书内容尚有一些不足，敬请各位读者批评指正，以利今后的修订，在此一并致以感谢。

钟辉秀

2018年4月

目　录

第二章 红细胞疾病细胞形态学检查

第三章 白细胞疾病细胞形态学检查

第四章　血栓与止血疾病检查

第一章　血液学检验基本方法

第一节　正常血细胞形态学检查

实验一　红细胞系统形态检查

【实验目的】

1. 描述红细胞系统（erythrocytic system）的形态总特征，并能与非红系细胞进行鉴别。

2. 描述各阶段红细胞的形态特点，并能对各阶段红细胞进行鉴别。

【实验要求】

每人至少识别100个红细胞系统细胞，并书写实验报告，要求如下：

（1）绘制各阶段红细胞图片。

（2）描述各阶段红细胞形态特征。

【实验器材】

骨髓象大致正常的骨髓涂片、显微镜、香柏油、擦镜纸。

【实验内容】

1. 认识红细胞系统（有核红细胞）的形态总特征。

（1）胞体：圆形或类圆形，随着细胞的成熟，胞体由大至小。

（2）胞核：圆形居中，核染色质从细致→粗糙、致密→聚集成小块状→聚集成大块状，核仁从有→无。

（3）胞质颜色：深蓝色→蓝灰色→灰红色→浅红色。

（4）颗粒：胞质内无颗粒。

2. 认识各阶段有核红细胞形态特征及细胞图片。

（1）原始红细胞（pronormoblast）。

胞体：直径15～25μm，圆形或椭圆形，常有瘤状突起。

胞核：圆形或类圆形，常居中，约占细胞直径的3/4。

染色质：细颗粒状，有聚集趋势。

核仁：1～3个，大小不一，边界常不清。

胞质：较少，无颗粒，深蓝色不透明，如"油画蓝"，常有核周淡染区。

图1所示为各种形态的原始红细胞。

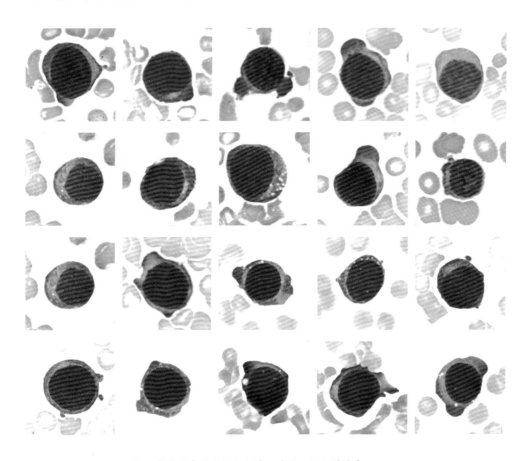

图1　各种形态的原始红细胞　瑞氏—姬姆萨染色×1000

（2）早幼红细胞（early normoblast）。

胞体：直径15～20μm，圆形或椭圆形，可有瘤状突起。

胞核：圆形或椭圆形，常居中，约占细胞直径的2/3。

染色质：粗颗粒状或小块状。

核仁：模糊或消失。

胞质：量略增多，无颗粒，不透明深蓝色或蓝色，核周淡染区常较原始红细胞明显。

图2为各种形态的早幼红细胞。

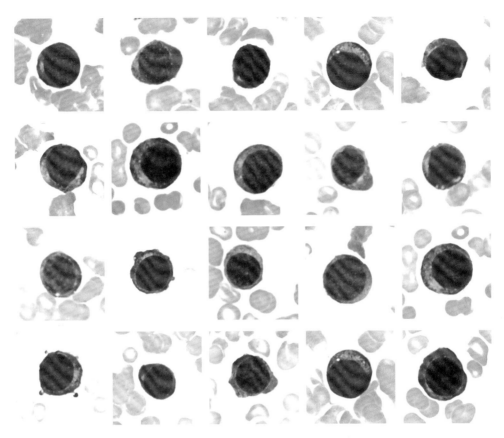

图2　各种形态的早幼红细胞　瑞氏—姬姆萨染色×1000

（3）中幼红细胞（polychromatic normoblast）。

胞体：直径8～15μm，圆形。

胞核：圆形或椭圆形，常居中，占细胞直径的1/2～2/3。

染色质：凝集呈块状，副染色质明显，呈打碎的墨砚或龟背状。

核仁：无。

胞质：多且无颗粒，呈多色性（蓝灰色、灰色、灰红色）。

图3为各种形态的中幼红细胞。

（4）晚幼红细胞（orthochromatic normoblast）。

胞体：直径7～10μm，常为圆形。

胞核：圆形或椭圆形，居中或偏位，占细胞直径的1/2以下。

染色质：聚集呈数个大块或紫黑色团块状（称为"炭黑"），副染色质可见或消失。

核仁：无。

胞质：多，无颗粒，淡红色或灰红色（接近成熟红细胞的颜色）。

图4所示为各种形态的晚幼红细胞。

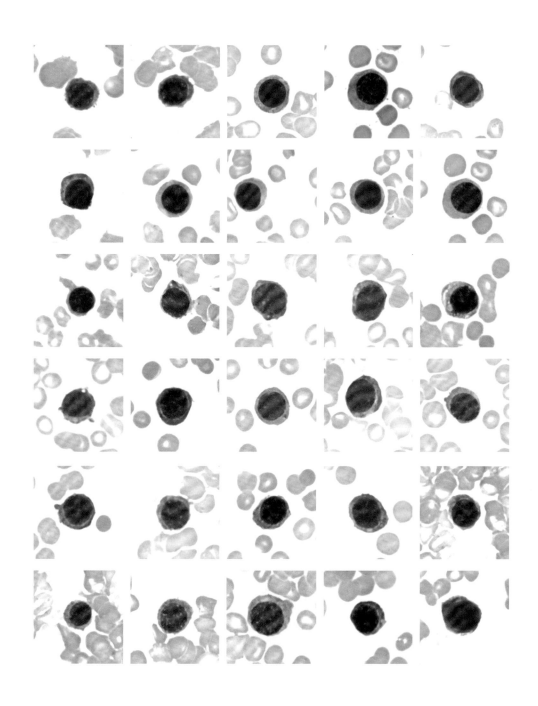

图3　各种形态的中幼红细胞　瑞氏—姬姆萨染色×1000

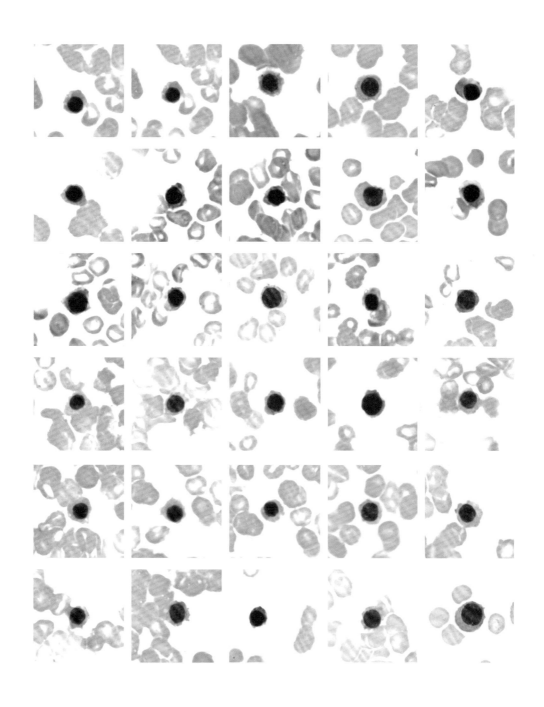

图4　各种形态的晚幼红细胞　瑞氏—姬姆萨染色×1000

3. 各阶段有核红细胞划分的主要指标。

划分细胞	划分的主要依据
原始红细胞与早幼红细胞	核仁与染色质
早幼红细胞与中幼红细胞	胞体大小、核染色质、胞质颜色
中幼红细胞与晚幼红细胞	胞体大小、核染色质、胞质颜色

【注意事项】

1. 观察前应确定骨髓片的正反面，选择正面观察。有血膜、反光性差的一面为正面。

2. 观察区域的选择：先在低倍镜下选择骨髓涂片上染色好、细胞分布较均匀、细胞形态完整、细胞结构清楚、成熟红细胞不重叠也不过分分离的区域（制片好者在体尾交界处），然后再转到油镜下进行各细胞形态的观察与识别。

3. 细胞形态变化多样，观察内容应包括：胞体大小、形状；胞核形状、大小，核染色质粗细，有无核仁及数量；胞质的量、颜色、有无颗粒等，辨认时应对细胞进行综合观察，并与周围细胞进行比较，从而对细胞进行识别。不能只抓住某一两个特点，就轻易做出肯定或否定的判断。

4. 细胞形态介于两个阶段之间的细胞应划入下一阶段。

5. 正常骨髓中红细胞系统细胞约占有核细胞的1/4（即20%~25%），其中原始红细胞小于1.0%，早幼红细胞小于5%，中幼红细胞和晚幼红细胞各占10%左右。

6. 实验完成后应将骨髓片脱油后放入片盒保存，将显微镜油镜擦拭干净放入指定位置保存，并将实验台面收拾干净、整齐。

7. 实验过程中应注意生物安全防护，离开时应洗手。

实验二　粒细胞系统形态检查

【实验目的】

1. 描述粒细胞系统（granulocytic system）的形态总特征，并能与非粒系细胞进行鉴别。

2. 描述各阶段粒细胞的形态特点，并能对各阶段粒细胞进行鉴别。

3. 描述三种粒细胞的形态鉴别要点。

【实验要求】

每个人至少识别100个粒细胞系统细胞，并书写实验报告，要求如下：

（1）绘制各阶段粒细胞图片。

（2）描述各阶段粒细胞形态特征。

【实验器材】

骨髓象大致正常的骨髓片及急性粒细胞白血病骨髓片或血片、显微镜、香柏油、擦镜纸。

【实验内容】

1. 粒细胞系统的形态特征。

（1）胞体：规则，呈圆形或椭圆形。

（2）胞核：圆形、椭圆形→核一边扁平→肾形→杆状→分叶。

（3）胞质颗粒：无颗粒→非特异性颗粒→特异性颗粒。

2. 特异性颗粒。

特异性颗粒分三种：中性颗粒、嗜酸性颗粒、嗜碱性颗粒，根据特异性颗粒的不同，从中幼粒细胞开始分为中性粒细胞、嗜酸性粒细胞和嗜碱性粒细胞，所以中幼粒细胞包括中性中幼粒细胞、嗜酸性中幼粒细胞和嗜碱性中幼粒细胞，晚幼粒细胞、杆状核粒细胞和分叶核粒细胞以此类推。

3. 各阶段粒细胞形态特征及部分细胞图片。

（1）原始粒细胞（myeloblast）。

胞体：直径10~20μm，圆形或椭圆形。

胞核：较大，约占细胞直径的4/5，圆形或椭圆形，居中或略偏位。

染色质：细致，分布均匀平坦如细沙状。

核仁：较小，2~5个，边界清楚。

胞质：较少，呈蓝色或深蓝色，无颗粒或有少量细小颗粒。

根据胞质中有无颗粒，将原始粒细胞分为Ⅰ型和Ⅱ型。

Ⅰ型原始粒细胞：为典型原始粒细胞，胞质中无颗粒。

Ⅱ型原始粒细胞：除具有典型原始粒细胞特征外，胞质中还有少量细小的颗粒。

另外，在正常骨髓中也可见少量原始粒细胞形态不典型，外形不规则，胞核有凹陷、折叠或突起等。在部分白血病患者粒细胞的胞质中还可见一至数根红色棒状小体（Auer小体），这有利于与原始淋巴细胞的鉴别。

图5为各种形态的原始粒细胞。

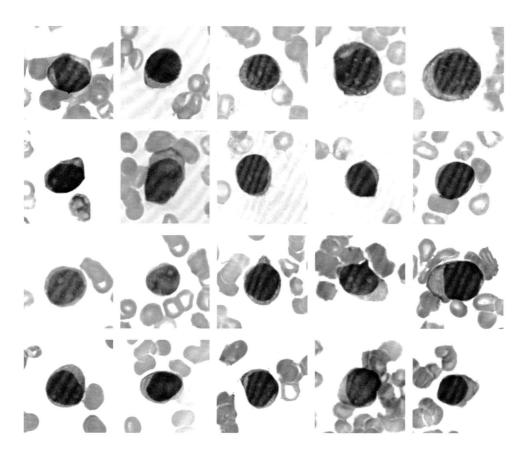

图5　各种形态的原始粒细胞　瑞氏—姬姆萨染色 ×1000

（2）早幼粒细胞（promyelocyte）。

胞体：直径12～25μm，比原始粒细胞略大，圆形或椭圆形。

胞核：较大，圆形或椭圆形或一侧略凹陷，常偏于一侧。

染色质：开始聚集，较原始粒细胞粗。

核仁：常清晰可见。

胞质：较多或多，呈蓝色或深蓝色，有数量不等、大小不一、形态不一、分布不均的紫红色非特异性嗜天青颗粒（又称A颗粒）。有时在中间部位近核处有高尔基复合体发育的透亮区，呈淡蓝色或无色，称之为初质区。

图6为各种形态的早幼粒细胞。

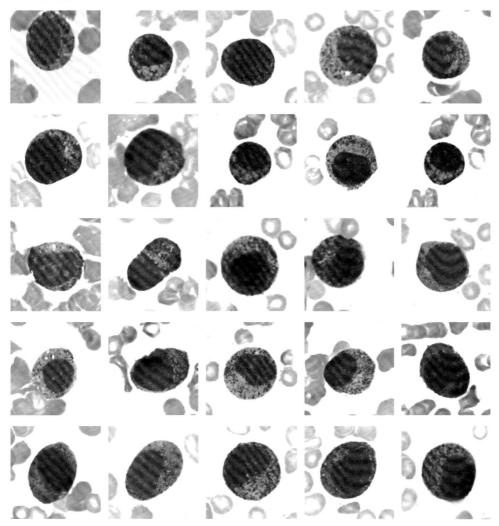

图6　各种形态的早幼粒细胞　瑞氏—姬姆萨染色 ×1000

（3）中性中幼粒细胞（neutrophilic myelocyte）。

胞体：直径10～20μm，圆形或椭圆形。

胞核：常偏于一侧，呈圆形、椭圆形、一侧扁平或略凹陷，但凹陷程度小于核假设圆形直径的1/2。

染色质：聚集，呈索块状。

核仁：常无。

胞质：较多或多，呈蓝色或淡蓝色，内含中等量细小、大小一致、分布密集、染淡红色或淡紫红色的中性颗粒，同时A颗粒仍较多。

注意：中性颗粒常在近核处先出现，而非特异性颗粒（A颗粒）常分布于细胞边缘。

由于中性颗粒非常细小，部分中幼粒细胞常只能在近核处观察到浅红色区域。

图7为各种形态的中性中幼粒细胞。

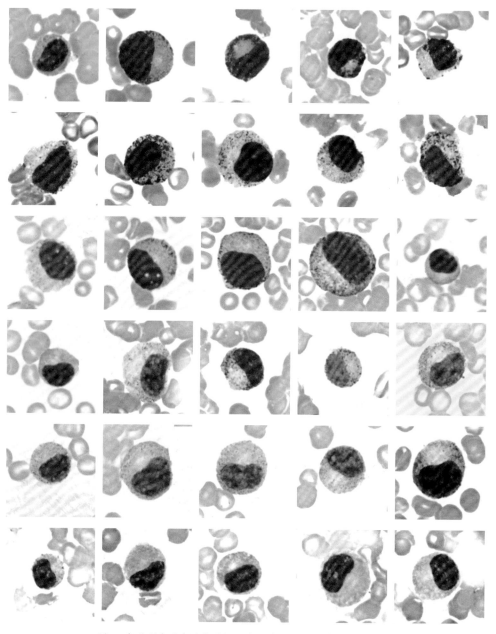

图7　各种形态的中性中幼粒细胞　瑞氏—姬姆萨染色×1000

（4）中性晚幼粒细胞（neutrophilic metamyelocyte）。

胞体：直径10～16μm，圆形或椭圆形。

胞核：常偏于一侧，凹陷明显，呈肾形、马蹄形或半月形，其凹陷程度占核假设圆形直径的1/2～3/4。

染色质：较粗糙，聚集成小块状，并出现副染色质（即块状染色质之间的空隙）。

核仁：无。

胞质：量多，因充满大量细小的中性颗粒而呈淡红色或淡紫红色，非特异性颗粒少或无。

图8为各种形态的中性晚幼粒细胞。

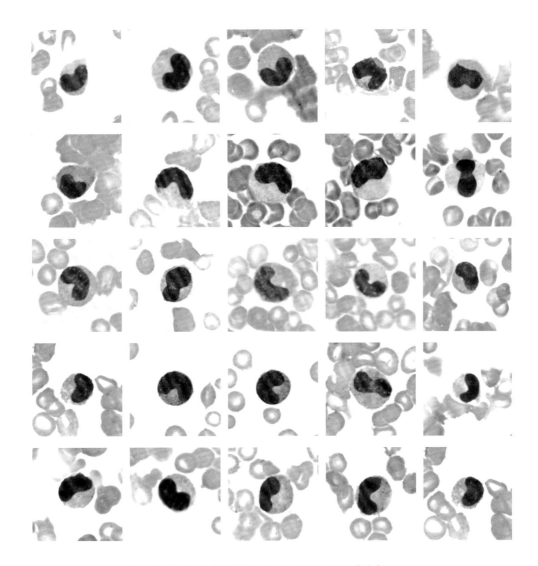

图8　各种形态的中性晚幼粒细胞　瑞氏—姬姆萨染色 ×1000

（5）中性杆状核粒细胞（neutrophilic stab granulocyte）。

胞体：直径10～15μm，圆形或类圆形。

胞核：明显凹陷，呈"带"形、"S"形、"U"形或"E"形等，其凹陷程度大于核假设圆形直径的3/4（或最窄处>最宽处的1/3）。

染色质：粗，呈块状，副染色质明显。

核仁：无。

胞质：量丰富，因充满细小的中性颗粒而呈淡红色，非特异性颗粒无或很少。

图9为各种形态的中性杆状核粒细胞。

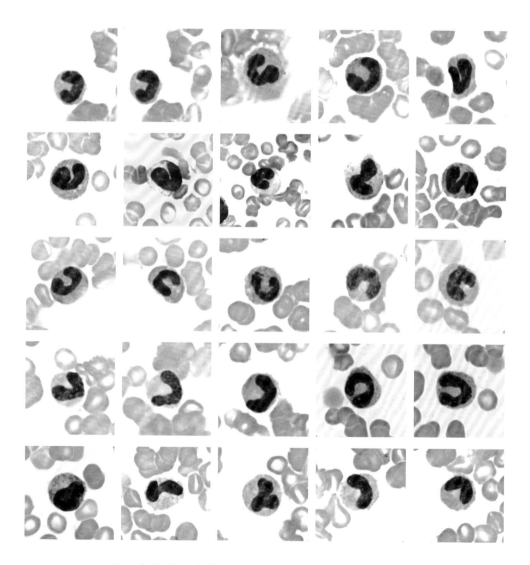

图9　各种形态的中性杆状核粒细胞　瑞氏—姬姆萨染色　×1000

（6）中性分叶核粒细胞（neutrophilic segmented granulocyte）。

胞体：直径10~14μm，圆形或类圆形。

胞核：分叶状，常分2~5叶，以3~4叶多见，叶与叶之间有细丝相连，也可完全断开，部分细胞虽已分叶，但因重叠在一起，常可见粗而明显的切痕。

染色质：粗糙，聚集成块状。

核仁：无。

胞质：量丰富，因充满细小的中性颗粒而呈淡红色，无非特异性颗粒。

注：少数细胞核上可见鼓槌体。

图10为各种形态的中性分叶核粒细胞。

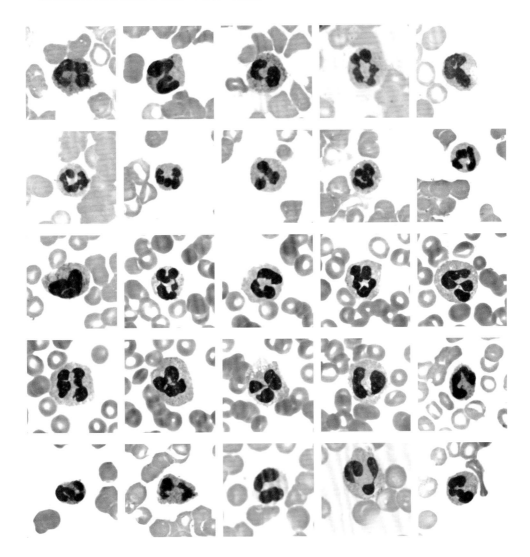

图10 各种形态的中性分叶核粒细胞 瑞氏—姬姆萨染色 ×1000

（7）嗜酸性粒细胞（eosinophilic granulocyte）。

各阶段嗜酸性粒细胞的胞体、胞核及染色质与相应阶段的中性粒细胞相似，不同的是胞质中有较多嗜酸性颗粒，其特征为颗粒粗大，大小一致，分布均匀，排列紧密，染橘黄色、暗黄色或褐色，呈圆形或球形，有立体感及折光性，如剥开的石榴籽或鱼籽样。

注：部分嗜酸性中、晚幼粒细胞胞质中可见与嗜酸性颗粒大小一致的紫黑色颗粒，称为双染性嗜酸性粒细胞。

图11为各种形态的嗜酸性中幼粒细胞（eosinophilic myelocyte）。

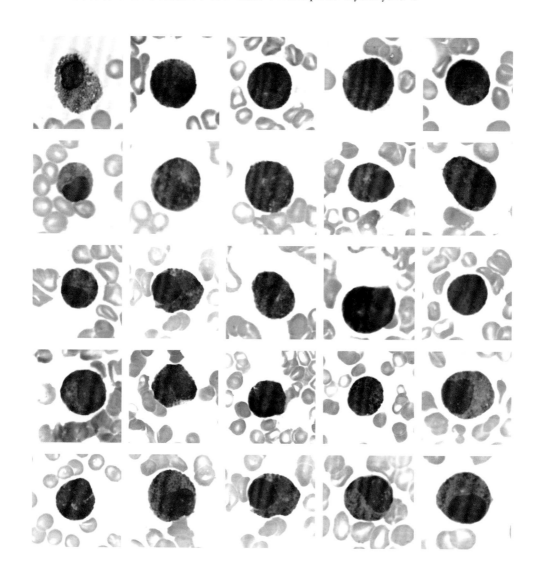

图11　各种形态的嗜酸性中幼粒细胞　瑞氏—姬姆萨染色 ×1000

图12为各种形态的嗜酸性晚幼粒细胞（eosinophilic metamyelocyte）。

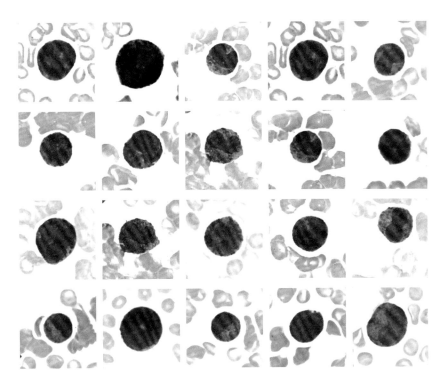

图12 各种形态的嗜酸性晚幼粒细胞 瑞氏—姬姆萨染色×1000

图13为各种形态的嗜酸性杆状核粒细胞（eosinophilic stab granulocyte）。

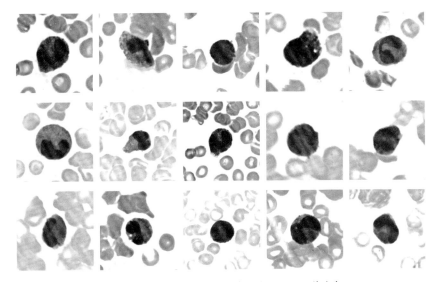

图13 各种形态的嗜酸性杆状核粒细胞 瑞氏—姬姆萨染色×1000

图14为各种形态的嗜酸性分叶核粒细胞（eosinophilic segmented granulocyte）。

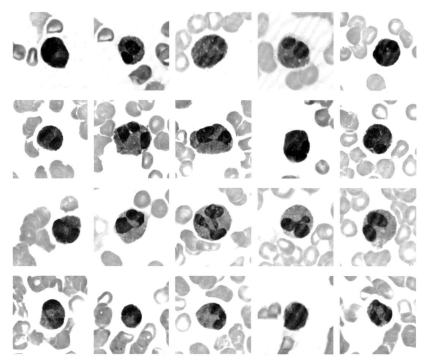

图14　各种形态的嗜酸性分叶核粒细胞　瑞氏—姬姆萨染色×1000

（8）嗜碱性粒细胞（basophilic granulocyte）。

各阶段嗜碱性粒细胞的胞体、胞核及染色质与相应阶段的中性粒细胞相似，不同的是胞质中有数量不等的嗜碱性颗粒，其特征为：颗粒粗大，大小不一，形态不一，染深紫红色或紫黑色，分布不均匀，常覆盖在细胞核上，使细胞的阶段鉴别困难。常常只能将其鉴别为未成熟嗜碱性粒细胞（包括嗜碱性中幼粒及晚幼粒细胞）及成熟嗜碱性粒细胞（包括嗜碱性杆状核及分叶核粒细胞）。

图15为各种形态的嗜碱性中幼粒细胞（basophilic myelocyte）。

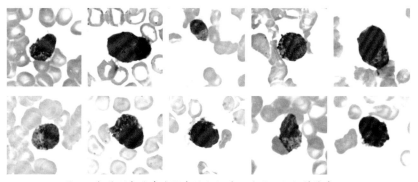

图15　各种形态的嗜碱性中幼粒细胞　瑞氏—姬姆萨染色×1000

图16为各种形态的嗜碱性晚幼粒细胞（basophilic metamyelocyte）。

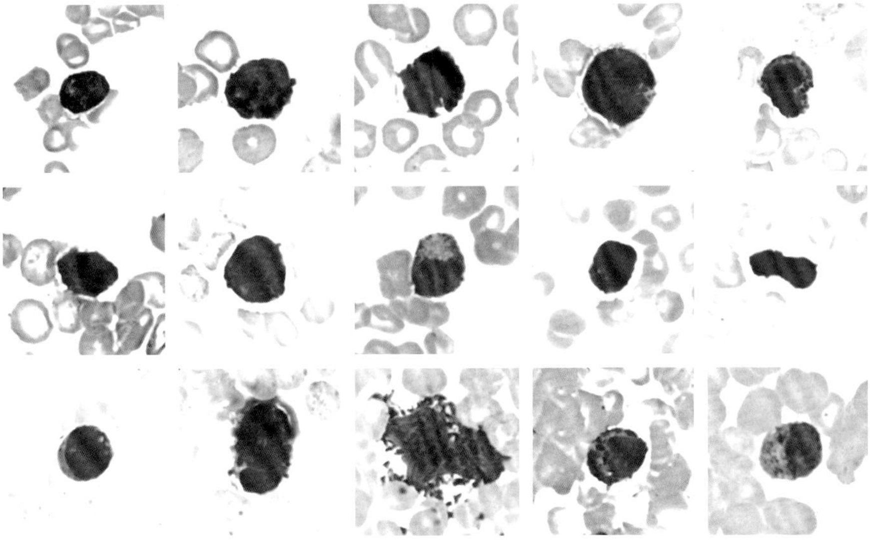

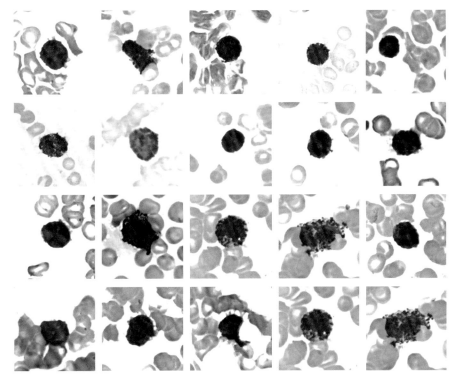

图16　各种形态的嗜碱性晚幼粒细胞　瑞氏—姬姆萨染色×1000

图17为各种形态的嗜碱性杆状核及分叶核粒细胞（basophilic stab granulocyte and segmented granulocyte）。

图17　各种形态的嗜碱性杆状核及分叶核粒细胞　瑞氏—姬姆萨染色×1000

重难点指导

1. 粒细胞系统中四种颗粒对细胞的鉴别具有重要作用，各自的主要特征如下表所示。

鉴别点	非特异性颗粒	嗜中性颗粒	嗜酸性颗粒	嗜碱性颗粒
形态				
大小	较粗大，大小不一	细小，大小一致	粗大，大小一致	粗大，大小不一
形状	粗颗粒状，形态不一	细颗粒状，形态一致	球形，有立体感，鱼籽样	粗颗粒状，形态不一
颜色	紫红色	淡红色或淡紫红色	橘黄色或棕褐色	深紫红色或紫黑色
数量	多少不一	多	多	多少不一
分布	分布不均，排列紊乱，可少量覆盖在核上	分布均匀	分布均匀	分布不均，排列紊乱，常覆盖在胞核上
存在细胞	早幼粒细胞最多，中幼粒细胞可部分存在，Ⅱ型原始粒细胞可有少量存在	各阶段中性粒细胞	各阶段嗜酸性粒细胞	各阶段嗜碱性粒细胞

2. 三种粒细胞（嗜中性粒细胞、嗜酸性粒细胞及嗜碱性粒细胞）的鉴别主要依靠胞质中的颗粒进行，具体如下表所示。

嗜中性粒细胞	嗜酸性粒细胞	嗜碱性粒细胞
胞质中为嗜中性特异性颗粒：细小、分布密集均匀、淡粉红色或淡紫红色	胞质中为嗜酸性特异性颗粒：粗大、均匀、球形、橘黄色或棕褐色	胞质中为嗜碱性特异性颗粒：粗大、大小不一、分布不均、深紫红色或紫黑色

3. 中幼粒细胞、晚幼粒细胞及杆状核粒细胞三个阶段细胞的鉴别，具体如下表所示。

鉴别点	中幼粒细胞	晚幼粒细胞	杆状核粒细胞
形态			
胞体大小	较晚幼大	较杆状细胞大	三个阶段细胞中最小
核染色质	粗糙，呈条索状凝集	粗糙，凝集成小块状	凝集成较大块状
核形状	圆形、椭圆形或一侧扁平	常呈肾形、半月形或马蹄形	"C"形、"S"形或"U"形等多种形态
核凹陷程度（有重要鉴别价值）	核凹陷程度小于假想圆形核直径的1/2	核凹陷程度大于假想圆形核直径的1/2，但小于3/4	核凹陷程度大于假想圆形核直径的3/4

4. 原始粒细胞与原始红细胞的鉴别，具体如下表所示。

鉴别点	原始粒细胞	原始红细胞
形态		
大小	直径10~18μm	直径15~20μm，一般较大，可见瘤状突起
胞核	染色质纤细均匀	染色质呈颗粒状，不均匀，着色深
核仁	2~5个（3个以上者多见），界限清楚	1~2个，界限不清
胞质	明亮的蓝色，着色较均匀	深蓝色，着色浓稠，不均匀，近核处着色较浅

【注意事项】

1. 正常骨髓中粒细胞系统约占有核细胞的1/2（即约占50%~60%），其中原始粒细胞<2.0%，早幼粒细胞<5%，中性中幼粒细胞约占8%，中性晚幼粒细胞约占10%，中性杆状核粒细胞约占20%，中性分叶核粒细胞约占12%，嗜酸性粒细胞<5.0%，嗜碱性粒细胞<1.0%。

2. 其他注意事项同红细胞系统。

实验三　巨核细胞系统形态检查

【实验目的】

1. 描述巨核细胞系统（megakaryocytic system）中各阶段细胞的形态特征。

2. 能够正确识别各阶段巨核细胞。

【实验要求】

每个人至少识别30个巨核细胞，并书写实验报告，要求如下：

（1）绘制各阶段巨核细胞图片。

（2）描述各阶段巨核细胞形态特征。

【实验器材】

骨髓象大致正常的骨髓片、显微镜、香柏油、擦镜纸。

【实验内容】

1. 巨核细胞系统的形态特征。

（1）胞体：巨大，不规则；

（2）胞核：巨大，不规则；

（3）胞质：颗粒型和产板型巨核细胞胞质极为丰富，并有大量颗粒或（和）血小板。

2. 各阶段巨核细胞形态特征及图片。

（1）原始巨核细胞（megakaryoblast）。

胞体：直径15~30μm，为所有原始细胞中最大者，圆形或不规则形，常可见指状突起。

胞核：较大，圆形、椭圆形或不规则形。

染色质：较粗糙，排列紧密，分布不均匀。

核仁：2~3个，常不清晰。

胞质：量较少，蓝色或深蓝色，呈海绵状或泡沫状，无颗粒，部分可有血小板附着。

图18为各种形态的原始巨核细胞。

（2）幼稚巨核细胞（promegakaryocyte）。

胞体：比原始巨核细胞大，直径30~50μm，常不规则。

胞核：巨大，常不规则，有重叠、扭曲、凹陷或呈肾形或分叶状。

染色质：粗糙或呈小块状，排列致密。

核仁：常无。

胞质：量较丰富，蓝色或深蓝色，呈海绵状或泡沫状，可有少量紫红色嗜天青颗粒，部分可有少量血小板附着。

图19为各种形态的幼稚巨核细胞。

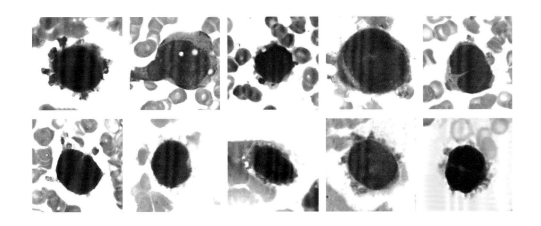

图18　各种形态的原始巨核细胞　瑞氏—姬姆萨染色×1000

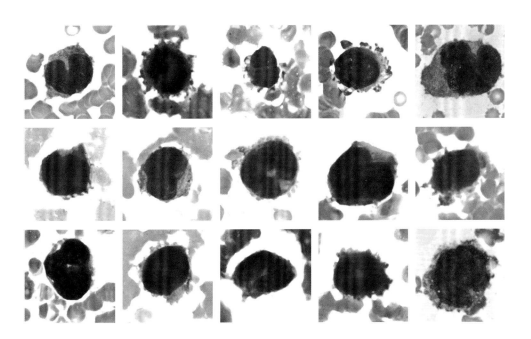

图19　各种形态的幼稚巨核细胞　瑞氏—姬姆萨染色×1000

（3）颗粒型巨核细胞（granular megakaryocyte）。

胞体：巨大，直径40～70μm，有的直径可达100μm，外形常不规则。

胞核：巨大，常不规则，多呈分叶状，常有重叠。

染色质：呈条索状或团块状。

核仁：无。

胞质：量极丰富，呈淡蓝色或淡红色，充满大量细小、大小一致的淡紫红色颗粒。

图20为各种形态的颗粒型巨核细胞。

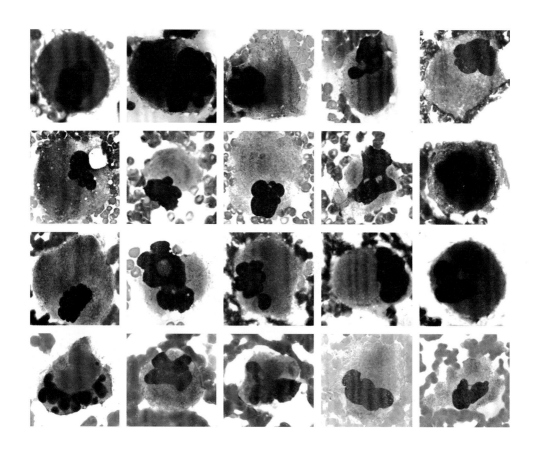

图20　各种形态的颗粒型巨核细胞　瑞氏—姬姆萨染色×1000

（4）产血小板型巨核细胞（thromocytogenic megakaryocyte）。

胞体、胞核及染色质与颗粒型巨核细胞相似，不同的是胞质中及边缘有血小板生成。

图21为各种形态的产血小板型巨核细胞。

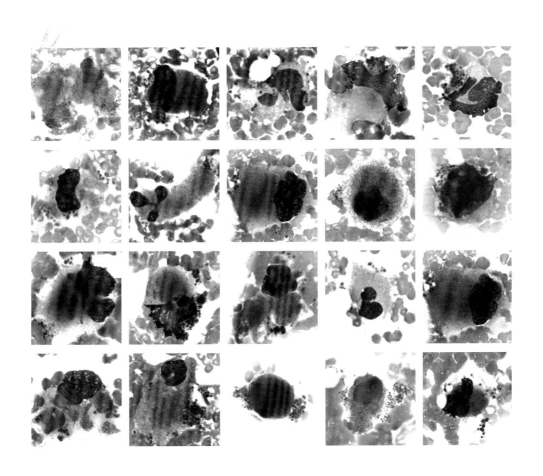

图21　各种形态的产血小板巨核细胞　瑞氏—姬姆萨染色 ×1000

（5）裸核型巨核细胞（naked megakaryocyte）。

裸核型巨核细胞是产血小板型巨核细胞胞质全部脱落、释放出血小板后而剩余的裸核，有时也可因推片将胞质推散导致。

图22为4个裸核型巨核细胞。

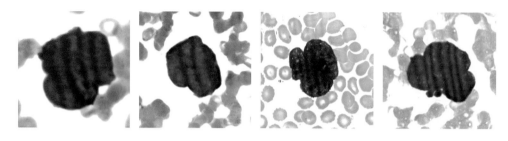

图22 裸核型巨核细胞 瑞氏—姬姆萨染色×1000

【注意事项】

1. 巨核细胞检查时应计数一定面积内（1.5 cm×3.0 cm）或整张骨髓片中的巨核细胞数量，且计数常在低倍镜下进行，正常人在1.5 cm×3.0 cm面积内巨核细胞为7~35个。

2. 外周血血小板数量正常时，常只需计数巨核细胞总数即可，但外周血血小板数量降低者（特别是低于50.0×10^9/L）必须进行巨核细胞的分类计数，同时计数每个产血小板型巨核细胞产生血小板的颗数，然后将每个产血小板型巨核细胞产生的血小板个数相加，得到积分值。根据实际工作经验，产生血小板好的患者通常积分在70.0分以上。

3. 分类计数时应遵循随机原则，在低倍镜下找到巨核细胞，然后转到油镜下进行种类的鉴别。

4. 巨核细胞分类计数是单独进行的，不应包括在200个或500个有核细胞分类计数里。

5. 在一些病理情况下，如骨髓增生异常综合征（MDS），巨核细胞可出现病态改变，如出现单个圆形核巨核细胞、多个圆形核巨核细胞、小巨核细胞、巨核细胞核分叶过多、巨核细胞核碎裂等改变。当骨髓检查时发现这些病态改变的巨核细胞，应进行报告。

实验四　淋巴细胞系统形态检查

【实验目的】

1. 描述淋巴细胞系统（lymphocytic system）的形态总特点，并与非淋巴系细胞鉴别。

2. 描述各阶段淋巴细胞的形态特征，并能正确识别各阶段的淋巴细胞。

【实验要求】

每人至少在显微镜下识别100个淋巴系统细胞，并书写实验报告，要求如下：

（1）绘制各阶段淋巴细胞图片。

（2）描述各阶段淋巴细胞的形态特征。

【实验器材】

大致正常的骨髓片和急性淋巴细胞白血病骨髓片或血片、显微镜、香柏油、擦镜纸。

【实验内容】

1. 淋巴细胞系统的形态特征。

（1）胞体：胞体小、规则，圆形或类圆形；

（2）胞核：圆形或类圆形，有时可见小的凹陷或切迹；

（3）胞质：少，呈蓝色或淡蓝色，有透明感；

（4）胞质颗粒：通常无颗粒，部分可有少量紫红色天青颗粒。

2. 各阶段淋巴细胞形态特征及部分细胞。

（1）原始淋巴细胞（lymphoblast）。

胞体：直径10～18μm，圆形或类圆形。

胞核：圆形或类圆形，居中或稍偏一侧。

染色质：细致呈颗粒状。

核仁：清楚，1～2个（L_1型核仁不明显）。

胞质：量较少，蓝色有透明感，无颗粒。

图23为各种形态的原始淋巴细胞。

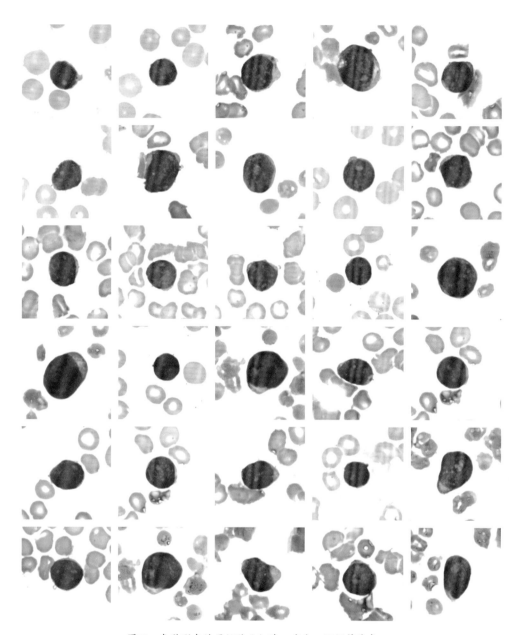

图23　各种形态的原始淋巴细胞　瑞氏—姬姆萨染色×1000

（2）幼稚淋巴细胞（prolymphocyte）。

胞体：直径10~16μm，圆形或类圆形。

胞核：圆形或类圆形，有时可见凹陷。

染色质：粗颗粒状，排列致密，可见浓聚。

核仁：模糊或消失。

胞质：量少，蓝色有透明感，偶见少量紫红色天青颗粒。

图24为各种形态的幼稚淋巴细胞。

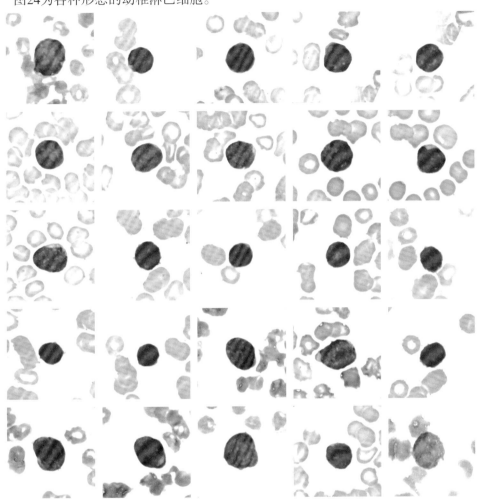

图24　各种形态的幼稚淋巴细胞　瑞氏—姬姆萨染色×1000

（3）成熟淋巴细胞（lymphocyte），常简称淋巴细胞。

胞体：圆形或类圆形，直径大淋巴细胞为12～15μm，小淋巴细胞为6～9μm。

胞核：大淋巴细胞为圆形，常偏于一侧，小淋巴细胞呈圆形、类圆形或有小切迹。

染色质：粗糙，排列致密，凝聚呈均匀块状。

核仁：消失。

胞质：大淋巴细胞质较多，淡蓝色有透明感，常有少量紫红色天青颗粒。

小淋巴细胞胞质很少，似裸核，部分可见胞质突起，淡蓝色有透明感，常无颗粒。

图25为各种形态的成熟淋巴细胞。

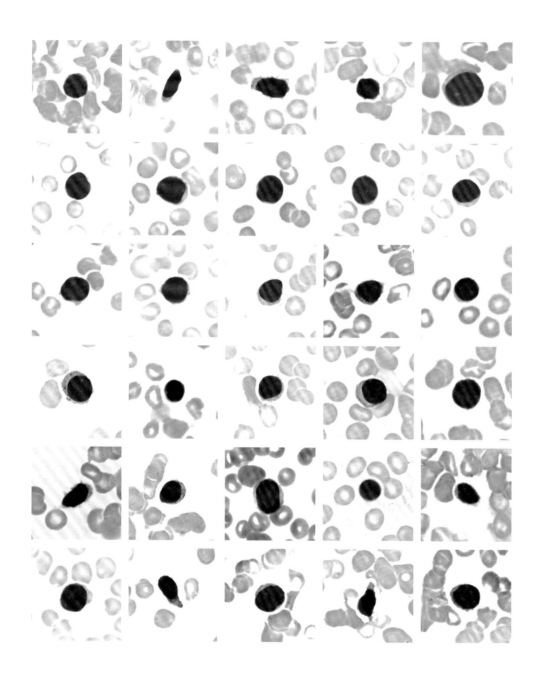

图25　各种形态的成熟淋巴细胞　瑞氏—姬姆萨染色×1000

重难点指导

鉴别各阶段淋巴细胞的要点在胞核，具体如下表所示。

鉴别点	原始淋巴细胞	幼稚淋巴细胞	淋巴细胞
形态			
核仁	多清楚，1~2个	模糊或消失	消失
染色质	较粗，颗粒状	较粗，颗粒状，开始聚集	致密而均匀或凝集成均匀块状，副染色质不明显

【注意事项】

1. 某些淋巴细胞形态不典型，应注意鉴别。如小淋巴细胞与中幼红细胞、晚幼红细胞、浆细胞等进行鉴别。

2. 各阶段淋巴细胞的划分中，关键是如何区分不成熟淋巴细胞（原始及幼稚淋巴细胞）与成熟淋巴细胞，其主要鉴别点在胞核。

3. 在正常外周血中无原始及幼稚淋巴细胞，正常骨髓中原始及幼稚淋巴细胞也很少（常小于5%），但在急性淋巴细胞白血病中原始及幼稚淋巴细胞比例会明显增高。

实验五　单核细胞系统形态检查

【实验目的】

1. 掌握单核细胞系统（monocytic system）的形态总特点，并与非单核细胞系细胞鉴别。

2. 描述各阶段单核细胞的形态特征，并能正确识别各阶段单核细胞。

【实验要求】

每人至少在显微镜下识别100个单核系细胞，并书写实验报告，要求如下：

（1）绘制各阶段单核细胞的图片。

（2）描述各阶段单核细胞的形态特征。

【实验器材】

单核细胞增多的外周血片和急性单核细胞白血病骨髓片或血片、显微镜、香柏油、擦镜纸。

【实验内容】

1. 单核细胞系统的形态特征。

（1）胞体：胞体较大，可不规则或有伪足突起。

（2）胞核：大且不规则，常扭曲、折叠，核染色质较其他同期细胞细致疏松。

（3）胞质：较多，呈灰蓝色，常有空泡，可有少量粉尘样颗粒。

2. 各阶段单核细胞形态特征及部分细胞图片。

（1）原始单核细胞（monoblast）。

胞体：较大，直径15～25μm，圆形、类圆形或不规则形，可有伪足。

胞核：圆形或不规则形，居中或偏位，可有折叠或扭曲。

染色质：纤细疏松，呈细丝网状。

核仁：大而清楚，1～3个。

胞质：较多，蓝色或灰蓝色，不透明，毛玻璃样，常有空泡，可有少量细小的紫红色颗粒，异常原始单核细胞胞浆中可见1～2根红色的Auer小体。

原始单核细胞可分Ⅰ型及Ⅱ型，分类方法同原始粒细胞。

图26为各种形态的原始单核细胞。

（2）幼稚单核细胞（promonocyte）。

胞体：直径15～25μm，圆形或不规则形，可有伪足。

胞核：常不规则，呈扭曲折叠状或凹陷或切迹。

染色质：较原始单核细胞粗糙，聚集呈丝网状。

核仁：有或消失。

胞质：增多，灰蓝色，不透明，常见伪足，可有紫红色天青颗粒。

图27为各种形态的幼稚单核细胞。

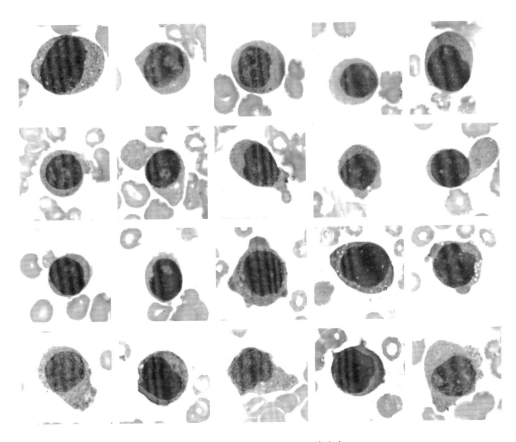

图26　原始单核细胞　瑞氏—姬姆萨染色×1000

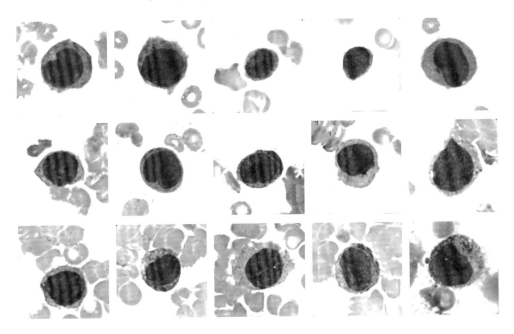

图27　幼稚单核细胞　瑞氏—姬姆萨染色×1000

（3）成熟单核细胞（monocyte）。

胞体：直径12～20μm，圆形或不规则形，可见伪足。

胞核：不规则，可呈扭曲折叠状、大肠状、马蹄形、"S"形、分叶形、笔架形等。

染色质：疏松呈小块状或条索状。

核仁：消失。

胞质：多，浅灰蓝色或略带红色，如毛玻璃样半透明，可见细小紫红色天青颗粒及空泡。

图28及图29为各种形态的成熟单核细胞。

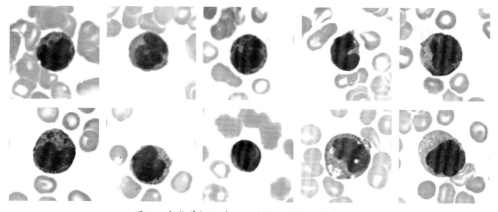

图28　成熟单核细胞一　瑞氏—姬姆萨染色×1000

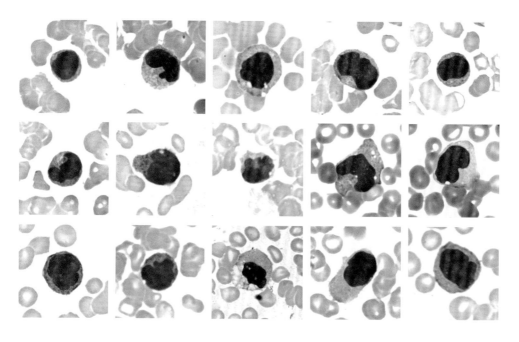

图29　成熟单核细胞二　瑞氏—姬姆萨染色×1000

重难点指导

单核细胞系统的细胞较难辨认，其形态变化大，初学者经常将不典型的单核细胞误认为粒细胞或淋巴细胞，应注意它们之间的鉴别。

（1）原始单核细胞与原始粒细胞、原始淋巴细胞的鉴别，具体如下表所示。

鉴别点	原始单核细胞	原始粒细胞	原始淋巴细胞
形态			
胞体	圆形或不规则形，部分有伪足	圆形或椭圆形，规则	圆形或类圆形，规则
胞核	较大，常为圆形、椭圆形或不规则形	圆形或椭圆形，规则	圆形或类圆形，规则
核仁	1～3个（常为1个），大而清楚	2～5个，小而清楚	1～2个，较清晰
染色质	纤细、疏松，呈细丝网状，有起伏不平感，无厚实感	细颗粒状，分布均匀平坦，有轻度厚实感	颗粒状，排列紧密，分布不均匀，有明显厚实感
胞质	较多，蓝色或灰蓝色，半透明如毛玻璃样	较少，蓝色或或深蓝色	少或很少，蓝色，透明

（2）各阶段单核细胞的划分中，关键是如何区分不成熟单核细胞与成熟单核细胞，其主要鉴别点在胞核，具体如下表所示。

鉴别点	原始单核细胞	幼稚单核细胞	成熟单核细胞
形态			
胞核	较大，约占细胞直径的2/3，常为圆形、椭圆形或不规则形	不规则，可呈椭圆形、肾形或有扭曲、折叠、切迹等	不规则，可呈扭曲折叠状、大肠形、笔架形、马蹄形、"S"形等
核仁	1~3个，大而清楚	有或消失	消失
染色质	纤细、疏松，呈细丝网状	开始聚集，呈疏松粗网状	呈疏松条索状或小块状

（3）单核细胞与粒细胞的鉴别。具体如下表所示。

鉴别点	单核细胞	中性粒细胞
形态		
胞体	圆形或不规则形，部分有伪足	圆形或椭圆形，规则
胞核	不规则，可呈扭曲折叠状、大肠形、笔架形、马蹄形、"S"形等	圆形、半圆形、杆状或分叶
染色质	疏松，呈条索状、小块状	呈块状
胞质	多，蓝色或略带红色，半透明如毛玻璃样，常有空泡	中等至较多，染淡红色
颗粒	常有细小、粉尘样的紫红色颗粒	有中性颗粒，有或无非特异性颗粒

【注意事项】

1. 一般情况下，骨髓中原始单核细胞罕见，如偶见原始单核细胞可根据不同情况进行归类。对急性单核细胞白血病初诊或复查患者，一般将其归为原始单核细胞，而在其他情况下，一般将其归为原始粒细胞。

2. 单核细胞白血病患者外周血和骨髓中会出现较多原始及幼稚单核细胞，此时应注意与急性粒细胞白血病的原始粒细胞和急性淋巴细胞白血病的原始淋巴细胞进行鉴别，必要时结合细胞化学染色及免疫表型检测辅助鉴别。

实验六　浆细胞系统形态学检查

【实验目的】

　　1. 描述浆细胞系统（plasmacytic system）的形态总特点，并与非浆系细胞鉴别。

　　2. 描述各阶段浆细胞的形态特征，并能正确识别各阶段的浆细胞。

【实验要求】

　　每人至少在显微镜下识别100个浆系统细胞，并书写实验报告，要求如下：

　　（1）绘制各阶段细胞图片。

　　（2）描述各阶段细胞形态特征。

【实验器材】

　　浆细胞反应性增多的骨髓片和多发性骨髓瘤的骨髓片、显微镜、香柏油、擦镜纸。

【实验内容】

　　1. 浆细胞系统的形态特征。

　　（1）胞体：大；

　　（2）胞核：圆形，常偏位；

　　（3）胞质：丰富，呈深蓝色，核旁有半月形淡染区，常有空泡或泡沫感。

　　2. 各阶段浆细胞的主要鉴别点。

　　各阶段浆细胞的主要鉴别点在于胞体大小、核染色质粗细及有无核仁。

　　3. 各阶段浆细胞形态特征及部分细胞。

　　（1）原始浆细胞（plasmablast）。

　　胞体：直径15～25μm，圆形、椭圆形。

　　胞核：圆形，常偏位。

　　染色质：粗颗粒状。

　　核仁：清楚，1～2个。

　　胞质：量多，深蓝色，不透明呈泡状感，核旁有淡染区（呈半月形），有空泡，部分胞质中可见少量紫红色细小颗粒。

　　图30为各种形态的原始浆细胞。

　　（2）幼稚浆细胞（proplasmacyte）。

　　胞体：直径12～16μm，常呈椭圆形。

　　胞核：圆形，常偏位。

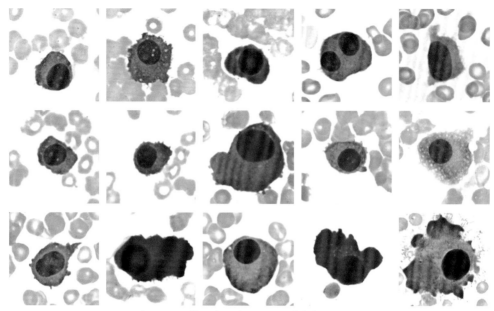

图30　原始浆细胞　瑞氏—姬姆萨染色×1000

染色质：较原始浆细胞粗糙致密。

核仁：模糊或无。

胞质：量多，深蓝色，不透明，呈泡状感，核旁有淡染区（呈半月形），常有空泡，部分胞质中可见少量紫红色细小颗粒。

图31为各种形态的幼稚浆细胞。

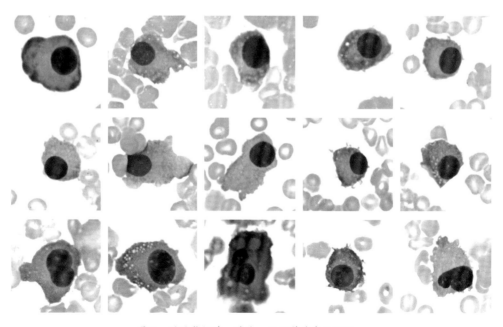

图31　幼稚浆细胞　瑞氏—姬姆萨染色×1000

（3）成熟浆细胞（plasmacyte）。

胞体：直径8～15μm，大小不一，常呈椭圆形。

胞核：圆形或椭圆形，较小，常偏位，有时可见双核。

染色质：粗糙致密，凝集呈块状，常呈车轮状或龟背状。

核仁：无。

胞质：量丰富，深蓝色，或边缘红色，或整个胞质呈红色，不透明，常有较多空泡，核旁常有淡染区（呈半月形），有时可有少数天青颗粒。

图32为各种形态的成熟浆细胞。

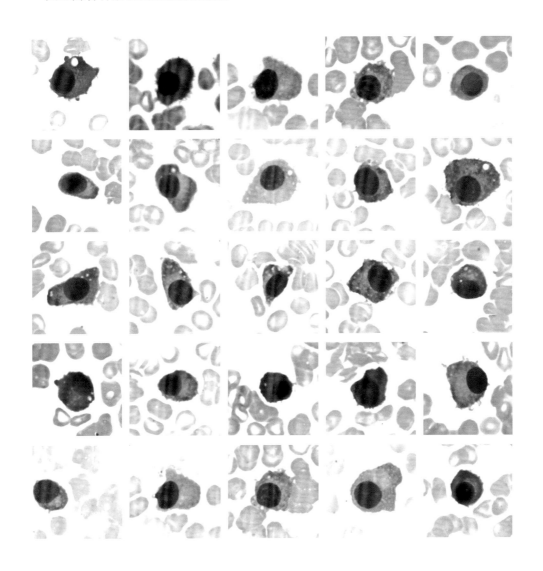

图32　成熟浆细胞　瑞氏—姬姆萨染色 ×1000

重难点指导

浆细胞有时需要与幼稚红细胞及淋巴细胞进行鉴别，其主要鉴别点见下表。

鉴别点	幼稚红细胞	浆细胞	淋巴细胞
形态			
胞体	较小	大	较小
胞质	灰蓝色或灰红色，不透明，无颗粒	较深的蓝色，不透明有空泡，常有泡沫感，核旁有半月形淡染区，可见颗粒	天蓝色，透明，可见少量紫红色颗粒
胞核	圆形，居中	圆形或椭圆形，常偏位	圆形，部分有切迹
染色质	粗密成块，如打碎的墨砚，中间有明显空隙，无色泽	粗糙致密凝集成大块，似车轮状，中间有明显空隙，有色泽	呈大块状，块与块之间无明显界限，有均匀光滑感

【注意事项】

1. 一般情况下，正常骨髓中多为成熟浆细胞，原始及幼稚浆细胞罕见，如骨髓中原始及幼稚浆细胞增多，则见于浆细胞增殖性疾病，如多发性骨髓瘤，此时还可见火焰状、双核、三核、四核等异常浆细胞。

2. 各阶段浆细胞的划分中，关键是如何区分不成熟浆细胞与成熟浆细胞，其主要鉴别点在胞核。

实验七　骨髓其他细胞形态检查

【实验目的】

1. 能知晓正常骨髓中其他细胞的种类和形态，主要包括组织细胞、组织嗜碱细胞（肥大细胞）、成骨细胞、破骨细胞、脂肪细胞、内皮细胞、成纤维细胞、纤维细胞、吞噬细胞等。

2. 能认识典型的组织细胞、组织嗜碱细胞（肥大细胞）、成骨细胞、破骨细胞、脂肪细胞、内皮细胞、成纤维细胞、纤维细胞、吞噬细胞等。

【实验要求】

每人计数20个骨髓中的上述细胞，并书写实验报告。要求：描述所见到的骨髓中常见其他细胞形态特征。

【实验器材】

正常骨髓片、再生障碍性贫血骨髓片、显微镜、香柏油、擦镜纸。

【实验内容】

各细胞形态特征及细胞图片如下：

（1）组织细胞（histiocyte）。

胞体：大小不一，常较大，为长椭圆形或不规则形，胞膜不完整，边缘多不整齐，呈撕纸状。

胞核：常呈圆形或椭圆形，染色质粗网状。

核仁：常有1~2个较清楚的核仁。

胞质：较丰富，淡蓝色，有少许天青颗粒，常含有吞噬的色素颗粒、脂肪滴、血细胞、细菌等。

图33中箭头所指细胞均为组织细胞。

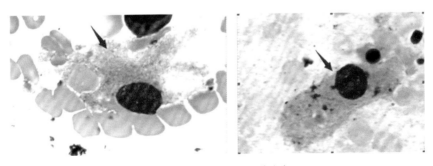

图33　组织细胞　瑞氏—姬姆萨染色×1000

（2）组织嗜碱细胞（tissue basophilic cell）：又名肥大细胞（mast cell）。

胞体：直径12~20μm，较大，呈圆形、椭圆形、蝌蚪形、梭形、多角形、不规则形等。

胞核：圆形，较小，居中或偏于一侧，常被颗粒覆盖。

染色质：粗糙，常被颗粒覆盖而模糊不清。

核仁：无。

胞质：较丰富，充满粗大、大小一致、排列紧密、深紫红色的颗粒，常覆盖于核上。

图34中箭头所指细胞均为组织嗜碱细胞。

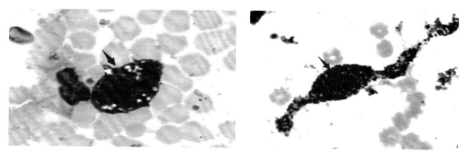

图34　组织嗜碱细胞　瑞氏—姬姆萨染色×1000

（3）成骨细胞（osteoblast）。

胞体：直径20~40μm，较大，多为长椭圆形或不规则形，常多个成簇分布，有时单个存在。

胞核：椭圆形或圆形，常偏于一侧。

染色质：粗网状。

核仁：较清楚，1~3个。

胞质：丰富，深蓝色或淡蓝色，离核较远处常有椭圆形淡染区，可见少许紫红色颗粒，边缘清楚或模糊呈云雾状。

图35中胞体大的细胞均为成骨细胞。

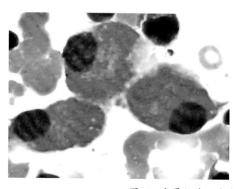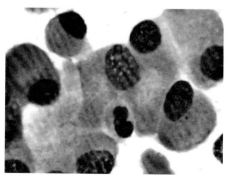

图35　成骨细胞　瑞氏—姬姆萨染色×1000

注意：成骨细胞需与浆细胞鉴别，二者主要鉴别点在胞质，如图36所示。

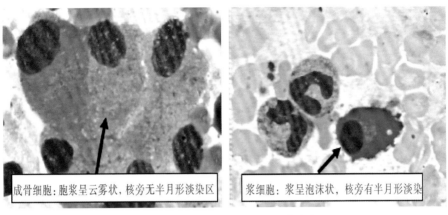

图36　成骨细胞与浆细胞　瑞氏—姬姆萨染色 ×1000

（4）破骨细胞（osteoclast）。

胞体：直径60～100μm，巨大，形态不规则，边缘清楚或不整齐如撕纸状。

胞核：胞核数多，三至数十个，圆形或椭圆形，大小较一致，彼此孤立，随意排列，无核丝相连。

染色质：粗网状。

核仁：1～2个。

胞质：极丰富，呈淡蓝色、淡红色或红蓝相间，有大量细小、大小不均的紫红色颗粒。

图37中有多个胞核的两个大细胞均为破骨细胞。

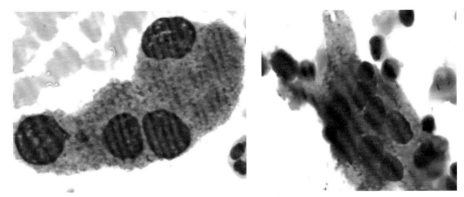

图37　破骨细胞　瑞氏—姬姆萨染色 ×1000

注意：破骨细胞需与巨核细胞鉴别，二者主要鉴别点在胞核，如图38。

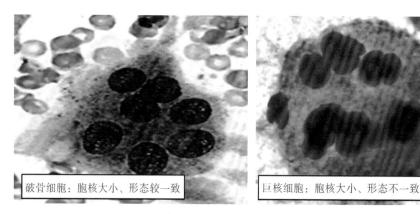

破骨细胞：胞核大小、形态较一致　　　巨核细胞：胞核大小、形态不一致

图38　破骨细胞与巨核细胞　瑞氏—姬姆萨染色×1000

（5）脂肪细胞（fatty cell）。

胞体：直径30～50μm，胞体大，圆形或椭圆形，胞膜极易破裂，边缘不整齐。

胞核：较小，形状不规则，染色质致密呈粗网状，无核仁。

胞质：多，淡蓝色或淡紫红色，充满大量大小不等的脂肪空泡，空泡中有网状细丝。

图39中的两个大细胞均为脂肪细胞。

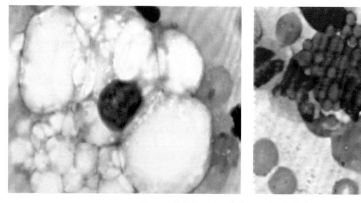

图39　脂肪细胞　瑞氏—姬姆萨染色×1000

（6）内皮细胞（endothelial cell）。

胞体：直径30～50μm，极不规则，多呈长尾形、梭形，胞膜完整，边界清晰。

胞核：圆形、椭圆形或不规则形，染色质呈粗网状，无核仁。

胞质：较少，分布于细胞的两端或一端，呈淡蓝色或淡红色，常含少量细小的紫红色嗜天青颗粒。

图40中的两个箭头所指细胞均为内皮细胞。

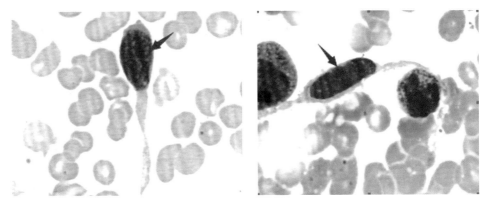

图40　内皮细胞　瑞氏—姬姆萨染色×1000

（7）成纤维细胞（fibroblast）。

胞体：呈扁平星状或梭状。

胞核：卵圆形，核仁1～2个。

胞质：较多，呈纤维网状结构，淡蓝色或淡红色，常含少量细小的紫红色嗜天青颗粒。

图41中的两个箭头所指细胞均为成纤维细胞。

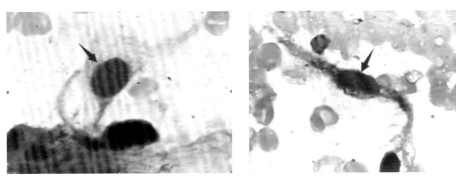

图41　成纤维细胞　瑞氏—姬姆萨染色×1000

（8）纤维细胞（fibrocyte）。

胞体：大，不规则，多为长尾形或条索形。

胞核：圆形或椭圆形，常有多个至数十个核，大小形态相同。

染色质：粗网状，呈深紫红色。

核仁：可有1～2个核仁。

胞质：极丰富，呈纤维网状结构，淡蓝色或淡红色。

图42中的红色箭头所指细胞即为纤维细胞。

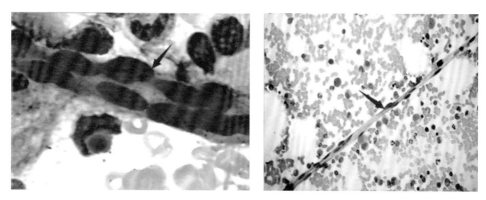

图42　纤维细胞　瑞氏—姬姆萨染色×1000

（9）吞噬细胞（phagocyte）：胞体内含有吞噬物质的一组细胞的总称。

具有吞噬功能的细胞包括：单核细胞、组织细胞、粒细胞、血管内皮细胞、纤维细胞等。

吞噬的物质：色素、颗粒、空泡、有核细胞、成熟红细胞、血小板、细菌、寄生虫等。吞噬较多血细胞时称为噬血细胞，类脂质沉积病时可见吞噬细胞内沉积大量类脂质，如尼曼-匹克细胞（Nemann-Pick cell）、海蓝组织细胞（sea-blue histocyte）、戈谢氏细胞（Gaucher cell）。

细胞形态：形态极不一致，图43中红色箭头所指细胞为各种吞噬细胞。

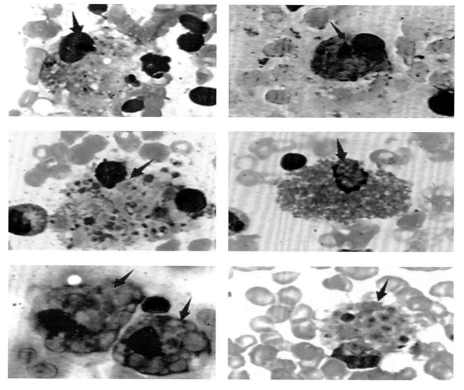

图43　各种吞噬细胞　瑞氏—姬姆萨染色×1000

实验八 大致正常骨髓象检查

【实验目的】

1. 描述骨髓细胞形态学检查步骤、检查内容及检查报告书写内容。

2. 能较为正确地判断骨髓有核细胞增生程度。

3. 描述大致正常骨髓象（the analysis of normal bone marrow）的特点。

4. 进一步加强对骨髓中各系统各阶段细胞形态的识别能力。

【实验要求】

每人按照骨髓检查基本步行骤完成临床骨髓片检查（至少在油镜下分类计数200个有核细胞），并书写骨髓检查报告单。

【实验器材】

大致正常的骨髓涂片、显微镜、香柏油、擦镜纸。

【实验内容】

骨髓细胞形态学检查。

按以下检查步骤进行骨髓细胞形态学检查。

1. 肉眼观察。

判断骨髓取材是否满意：取材满意的骨髓涂片上可见较多骨髓小粒和一些脂肪滴。

图44为取材满意（取材好）的骨髓涂片。

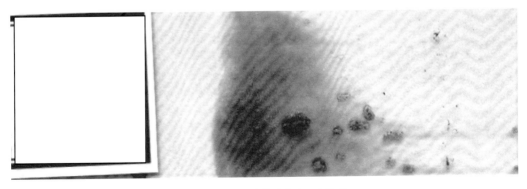

图44 取材好的骨髓涂片 未染色

2. 骨髓片的染色。

选择取材、制片满意的骨髓涂片按瑞氏—姬姆萨染色方法进行染色，晾干后备用。

3. 低倍镜观察

（1）观察骨髓涂片的取材、制片及染色是否满意。取材满意者镜下可见大量幼稚细胞及骨髓特有细胞，如巨核细胞、浆细胞、组织嗜碱细胞、成骨细胞、破骨细胞、网状细胞、网状纤维等。

图45所示为取材、制片及染色均良好的骨髓涂片。

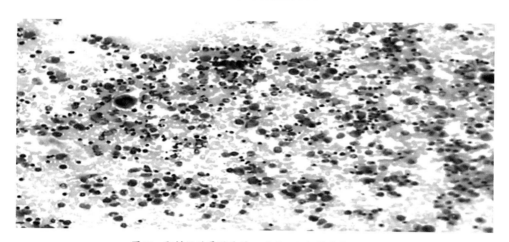

图45　取材好的骨髓涂片　瑞氏—姬姆萨染色×100

（2）判断骨髓增生程度：根据有核细胞与成熟红细胞的比例来判断，或根据每高倍视野的有核细胞数量来判断。

图46～图50分别展示了5种增生程度的骨髓涂片。

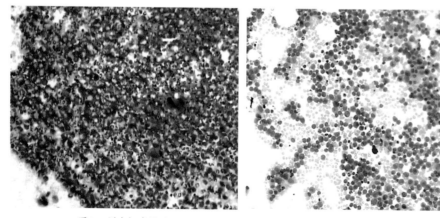

图46　增生极度活跃
有核细胞：成熟RBC为1：1

图47　增生明显活跃
有核细胞：成熟RBC为1：10

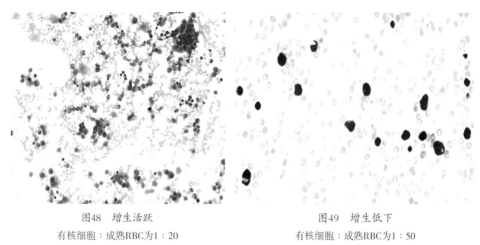

图48　增生活跃
有核细胞：成熟RBC为1∶20

图49　增生低下
有核细胞：成熟RBC为1∶50

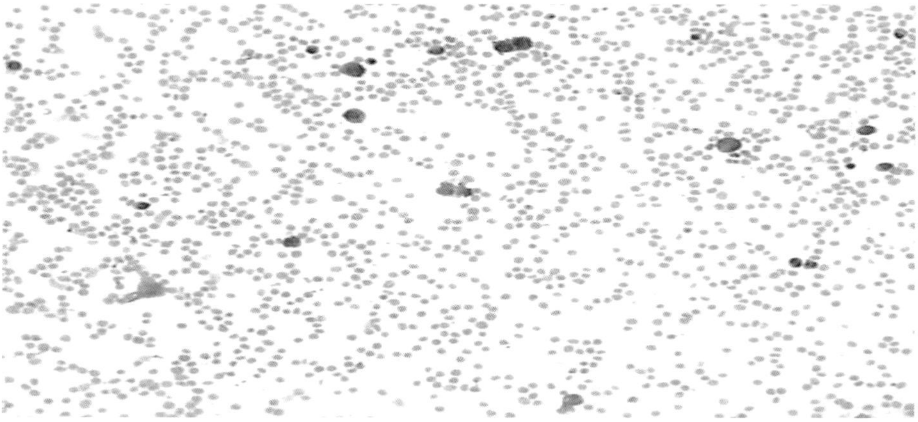

图50　增生极度低下
有核细胞：成熟RBC为1∶200

（3）计数全片的巨核细胞数，并观察有无特殊异常的细胞，如转移癌细胞。图51中箭头所指细胞均为巨核细胞，图52中箭头所指细胞为转移癌细胞。

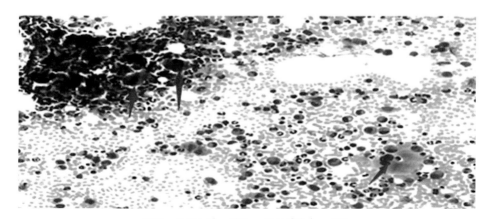

图51　巨核细胞　瑞氏—姬姆萨染色　×100

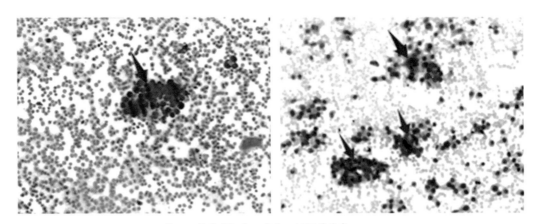

图52　转移癌细胞　瑞氏—姬姆萨染色×100

4. 油镜观察。

（1）有核细胞分类计数：在染色良好的涂片体尾交界处，连续分类计数200～500个细胞，然后计算出各类细胞占所有有核细胞（all nucleate cell，ANC）的百分率。

（2）分类计数的同时，观察细胞形态有无异常：

①形态正常者：应符合相应阶段细胞的形态特点。图53、图54中为骨髓涂片中的各正常形态细胞。

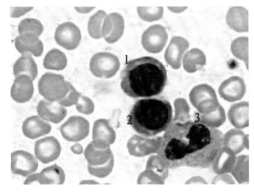

图53　正常形态细胞　瑞氏—姬姆萨染色×1000
1. 中幼红细胞　2. 中幼红细胞
3. 中性杆状核粒细胞

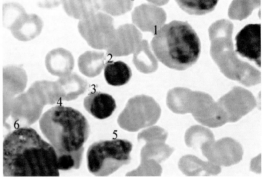

图54　正常形态细胞　瑞氏—姬姆萨染色×1000
1. 中性中幼粒细胞　　2、3 淋巴细胞
4、5. 中性晚幼粒细胞　6. 早幼粒细胞

②细胞形态异常改变：表现为胞体增大或减小、核质发育不平衡、双核或多核、子母核、核分叶过多或过少，胞质颗粒增多或减少等改变。图55～图58中各数字所示为骨髓涂片中各异常形态细胞。

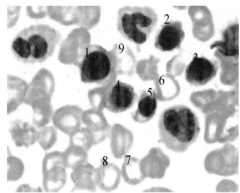

图55　异常形态细胞　瑞氏—姬姆萨染色×1000
1、2、3、4、5老核幼质改变的幼稚红细胞
6、7、8、9中心淡染区扩大的红细胞

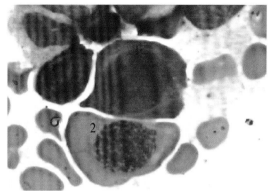

图56　异常形态细胞　瑞氏—姬姆萨染色×1000
1.巨早幼红细胞　2.巨中幼红细胞
3.巨中幼红细胞

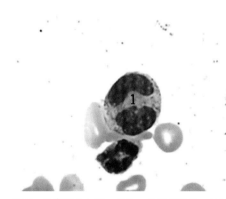

图57　异常形态细胞　瑞氏—姬姆萨染色×1000
1.双核中性晚幼粒细胞

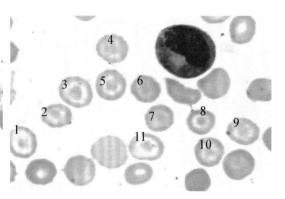

图58　异常形态细胞　瑞氏—姬姆萨染色×1000
各数字标注的细胞均为靶形红细胞

（3）观察是否有特殊细胞和寄生虫。图59～图62所示为异常形态细胞及被寄生虫感染的骨髓细胞。

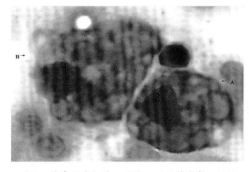

图59　异常形态细胞　瑞氏—姬姆萨染色×1000
1、2噬血细胞

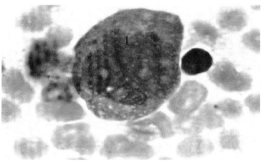

图60　异常形态细胞　瑞氏—姬姆萨染色×1000
1.淋巴瘤细胞

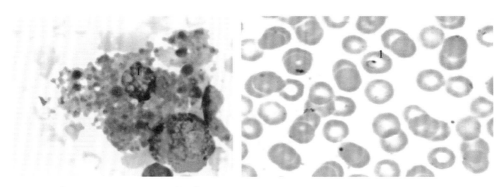

图61　异常形态细胞　瑞氏—姬姆萨染色×1000
1.海蓝组织细胞

图62　寄生虫　瑞氏—姬姆萨染色×1000
1.疟原虫环状体

5. 必要时进行外周血涂片分析并选择性进行细胞化学染色。

6. 书写骨髓细胞形态检查报告单：根据病例资料、相关实验室检查和涂片分析结果提出诊断意见。示例见表1–1。

7. 保存标本，以备复查或总结。

【注意事项】

1. 进行骨髓细胞形态学检查时，尽量选择取材、涂片好的骨髓片进行。

2. 骨髓片的染色：骨髓中细胞较多，染色时染液要多加一些，且染色时间也要适当延长，一般为10～15分钟，最好是放在显微镜下观察细胞胞质、胞核染色是否分明、胞质中颗粒是否能看到等来判断染色是否合适。

3. 判断骨髓增生程度时要多观察些视野来进行综合分析和判断。

4. 油镜计数要在细胞分布较好的区域进行，并采用随机原则进行计数。

5. 骨髓象检查时要求视野中除巨核细胞外的所有细胞均应计数，这就要求对出现在骨髓涂片中的细胞能正确识别，因此辨认时应结合前面所学各细胞形态特征进行。

6. 书写骨髓检查报告单时要求格式正确、内容完整，诊断意见要尽量准确。

7. 在作出诊断意见时：要根据正常骨髓象特征来判断患者骨髓象是否正常，有哪些异常，可能是什么疾病等。应注意结合患者临床资料和相关实验室检查进行综合分析。

表1-1　某医院骨髓检查报告单

细胞名称		血片 (%)	骨髓		标本序号	2
			正常范围（%）	结果（%）		

细胞名称		血片（%）	正常范围（%）	结果（%）
粒细胞系统	原始粒细胞		0～1.26	0.5
	早幼粒细胞		0～2.89	1.0
中性	中幼		1.78～12.9	8.0
	晚幼		5.7～17.2	10.5
	杆状核		11.1～28.9	19.5
	分叶核		4.1～21.6	11.5
嗜酸	中幼		0～1.5	0.5
	晚幼		0～2.1	1.0
	杆状核		0～3.0	
	分叶核		0～4.9	1.0
嗜碱	中幼		0～0.1	
	晚幼		0～0.1	
	杆状核		0～0.2	
	分叶核		0～0.6	
红细胞系统	原始红细胞		0～1.1	0.5
	早幼红细胞		0～3.1	0.5
	中幼红细胞		3.0～16.3	9.5
	晚幼红细胞		2.6～16.6	13.5
淋巴细胞系统	原始淋巴细胞		0～0.0	
	幼稚淋巴细胞		0～0.38	
	成熟淋巴细胞		8.0～29.8	16.0
单核细胞系统	原始单核细胞		0～0.0	
	幼稚单核细胞		0～0.2	
	成熟单核细胞		0～3.2	4.0
浆细胞系统	原始浆细胞		0～0.0	
	幼稚浆细胞		0～0.2	
	成熟浆细胞		0～1.3	1.5
其他细胞	网状细胞		0～0.6	0.5
	内皮细胞		0～0.1	
	吞噬细胞		0～0.6	
	组织嗜碱细胞		0～0.1	0.5
	组织嗜酸细胞		0～0.2	
	脂肪细胞		0～0.1	
	分类不明细胞		0～0.1	
粒细胞：有核红细胞			2～4:1	2.23:1
涂片共数细胞			200个	

标本序号　2
病员姓名　李××
性　　别　男
年　　龄　21
院　　别　××
科　　室　内分泌科
门　诊　号
住　院　号　××
床　　号　32

骨髓象分析

1. 骨髓取材、涂片、染色良好。

2. 骨髓有核细胞增生活跃，粒、红比例正常，为2.23:1。

3. 粒细胞系统：占53.5%。各阶段细胞查见，以中性中幼粒及以下阶段细胞为主，形态、比例未见明显异常。

4. 红细胞系统：占24.0%。各阶段细胞查见，以中、晚幼红细胞为主，形态、比例未见明显异常，成熟RBC未见明显异常。

5. 淋巴细胞：占16.0%。均为成熟淋巴细胞。

6. 巨核细胞系统：全片见巨核细胞45个，散在、成堆血小板易见。

7. 未查见其他明显异常细胞。

诊断意见

目前为大致正常骨髓象，请结合临床考虑。

报　告　人　　××
审　核　者　　××
报告日期　　××

重难点指导

一、骨髓中类似细胞的鉴别

骨髓中有许多相似的细胞，分类时存在着一定困难，在熟练掌握各种细胞形态的基础上，重点把握它们的区别要点，才能正确划分其归属，具体见前面的重难点指导内容。

二、形态上不典型细胞的划分

1. 造血细胞的发育是连续不断的过程，其阶段划分是人为的，可见到介于两个阶段之间的"过渡型"细胞，应归入下一阶段。

2. 通常细胞质和细胞核的发育是彼此同步的，但有时也可能速度不同，称为"核质发育不平衡"。一般认为无论胞核或胞质，凡出现下一阶段特征的细胞，应归为下一较成熟阶段的细胞。

3. 极难鉴别介于两个系统之间的细胞，在正常情况下：如介于浆细胞与幼稚红细胞之间的细胞，可划分为红细胞系；介于淋巴细胞与幼稚红细胞之间的细胞，在骨髓中归为红细胞系，在外周血则归为淋巴细胞。

达标检测

请判断图63～图67中各数字所示细胞分别是什么细胞?

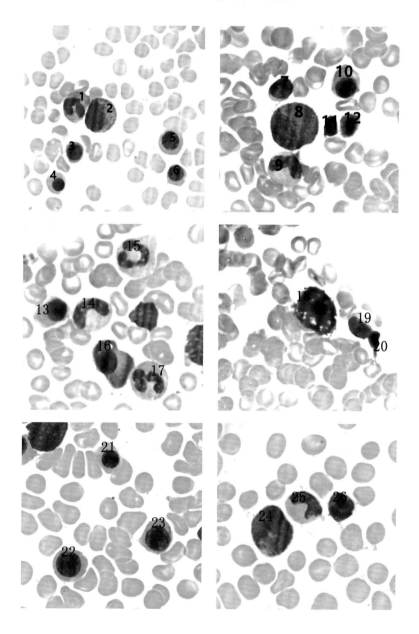

图63　骨髓涂片　瑞氏—姬姆萨染色 ×1000

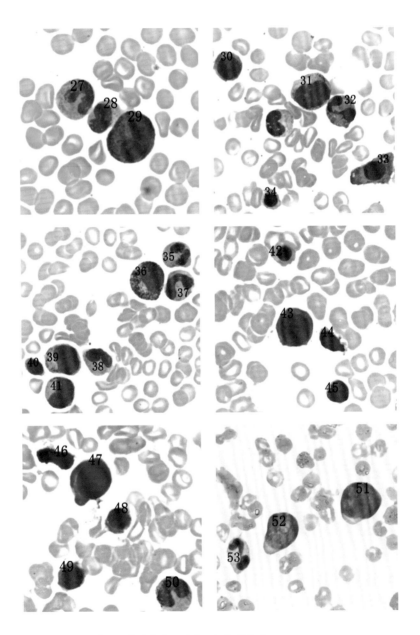

图64　骨髓涂片　瑞氏—姬姆萨染色×1000

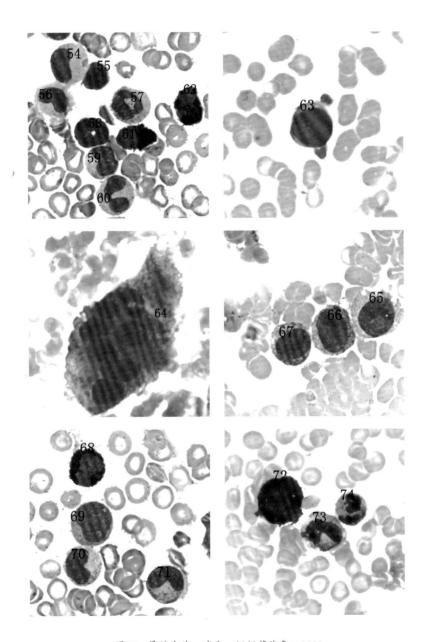

图65　骨髓涂片　瑞氏—姬姆萨染色×1000

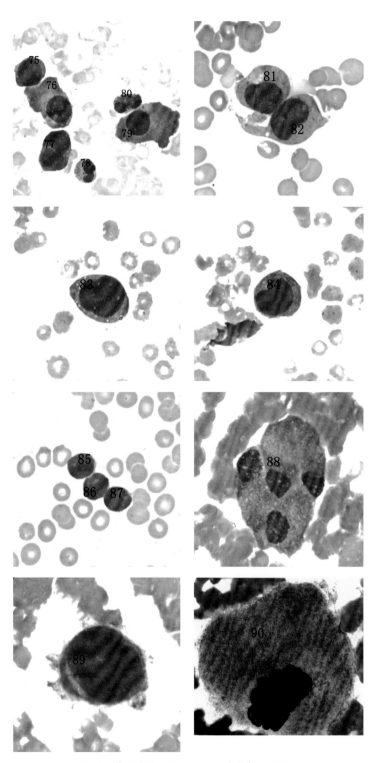

图66　骨髓涂片　瑞氏—姬姆萨染色×1000

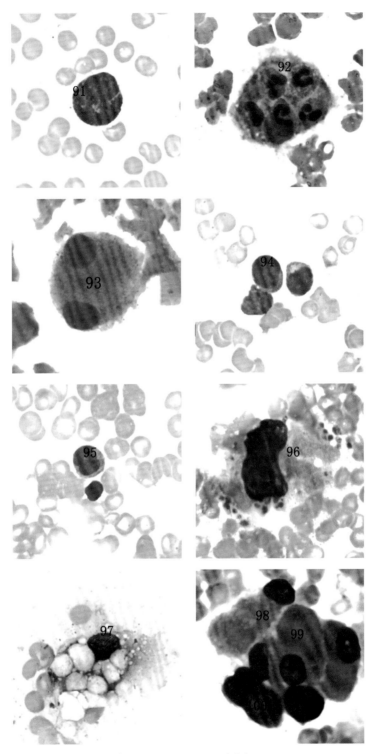

图67　骨髓涂片　瑞氏—姬姆萨染色×1000

达标检测答案

各编号细胞答案：

1.中性杆状核粒细胞	2.早幼粒细胞	3.中幼红细胞
4.晚幼红细胞	5.中幼红细胞	6.晚幼红细胞
7.淋巴细胞	8.嗜酸性中幼粒细胞	9.中性晚幼粒细胞
10.中幼红细胞	11.淋巴细胞	12.中幼红细胞
13.晚幼红细胞	14.中性杆状核粒细胞	15.中性杆状核粒细胞
16.浆细胞	17.中性分叶核粒细胞	18.组织嗜碱细胞（肥大细胞）
19.中性中幼粒细胞	20.淋巴细胞	21.晚幼红细胞
22.中幼红细胞	23.中幼红细胞	24.嗜酸性中幼粒细胞
25.中性晚幼粒细胞	26.嗜碱性分叶核粒细胞	27.中性杆状核粒细胞
28.中性晚幼粒细胞	29.嗜酸性晚幼粒细胞	30.中幼红细胞
31.中性中幼粒细胞	32.嗜酸性分叶核粒细胞	33.浆细胞
34.晚幼红细胞	35.中性分叶核粒细胞	36.早幼粒细胞
37.中性杆状核粒细胞	38.中性分叶核粒细胞	39.中性中幼粒细胞
40.淋巴细胞	41.中性中幼粒细胞	42.晚幼红细胞
43.早幼红细胞	44.淋巴细胞	45.淋巴细胞
46.嗜碱性晚/中幼粒细胞	47.原始红细胞	48.中幼红细胞
49.中幼红细胞	50.中性杆状核粒细胞	51.原始淋巴细胞
52.原始淋巴细胞	53.中性分叶核粒细胞	54.中性中幼粒细胞
55.中幼红细胞	56.中性晚幼粒细胞	57.中性分叶核粒细胞
58.嗜酸性分叶核粒细胞	59.中性晚幼/杆状粒细胞	60.中性杆状核粒细胞
61.嗜碱性中/晚幼粒细胞	62.嗜碱性杆状/分叶核粒细胞	63.原始红细胞
64.破骨细胞	65.原始单核细胞	66.幼稚单核细胞
67.幼稚单核细胞	68.嗜碱性晚幼粒细胞	69.原始粒细胞
70.中性晚幼粒细胞	71.中性晚幼粒细胞	72.组织嗜碱细胞（肥大细胞）
73.中性杆状核粒细胞	74.中性分叶核粒细胞	75.原始红细胞
76.原始浆细胞	77.双核早幼红细胞	78.中性分叶核粒细胞
79.原始浆细胞	80.嗜酸性分叶核粒细胞	81.原始单核细胞
82.原始单核细胞	83.原始单核细胞	84.幼稚单核细胞
85.原始淋巴细胞	86.原始淋巴细胞	87.原始淋巴细胞
88.成骨细胞	89.原始/幼稚巨核细胞	90.颗粒型巨核细胞
91.嗜酸性中幼粒细胞	92.噬血细胞	93.双圆核颗粒型巨核细胞
94.原始粒细胞	95.单核细胞	96.产血小板型巨核细胞
97.脂肪细胞	98.成骨细胞	99和100.成骨细胞

第二节 细胞化学染色

实验九 髓过氧化物染色检查——二氨基联苯胺法

【实验目的】

1. 阐述髓过氧化物酶（myeloperoxidase，MPO）染色的临床意义。

2. 例举正常血细胞MPO染色结果。

3. 能根据操作说明书及老师示范进行MPO染色检测，并判断染色结果。

4. 能应用MPO染色结果进行白血病的鉴别诊断。

【实验要求】

每小组完成两份骨髓标本的MPO染色检查，并书写实验报告。

【实验器材】

1. 标本。

大致正常的骨髓涂片和急性白血病骨髓涂片。

2. 试剂。

（1）MPO染色商品试剂（如上海太阳生物技术有限公司），包括：

Ⅰ液：含乙醇、联苯胺、亚硝基铁氰化钠。

Ⅱ液：含过氧化氢。

（2）瑞氏染液。

3. 器材。

显微镜、香柏油、擦镜纸。

【实验内容】

1. 原理。

$$H_2O_2 \xrightarrow{MPO} [O]\uparrow + 二氨基联苯胺 \longrightarrow 二氨基联苯胺蓝 + 亚硝基铁氰化钠$$

$\longrightarrow$ 蓝色或蓝黑色颗粒（定位于胞浆内）

2. 检查步骤。

（1）初染：在新鲜干燥的涂片上，滴加Ⅰ液数滴（以覆盖整个骨髓膜为宜），放置1分钟后，勿冲洗即滴加Ⅱ液数滴，混匀后室温放置染色5~10分钟，流水冲洗。

（2）脱色：滴加95%乙醇脱色，流水冲洗。

（3）复染：用瑞氏染液复染10分钟左右，流水冲洗，待干。

（4）镜检：显微镜下计数100个原始白细胞中阳性细胞数（胞质有蓝色或蓝黑色颗粒）。

（5）结果判断：

阴性：胞质中无蓝色或蓝黑色颗粒。

阳性：胞质中有蓝色或蓝黑色颗粒。一般用"+"、"++"、"+++"、"++++"描述其阳性程度。

髓过氧化物酶染色的骨髓涂片如图67、图68所示。

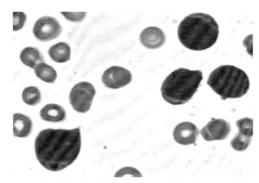

图67　骨髓涂片　MPO染色×1000

1、2原始细胞阳性　3、4原始细胞阴性

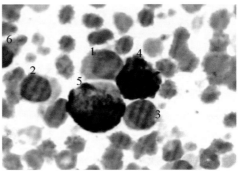

图68　骨髓涂片　MPO染色×1000

1、2、3原始细胞阴性

4、5幼稚粒细胞强阳性

6.浆细胞阴性

3. 正常血细胞的染色结果。

（1）粒细胞系统：分化差的原始粒细胞为阴性，分化好的原始粒细胞呈阳性，细胞越成熟，阳性程度越强，其中嗜酸性粒细胞阳性最强，嗜碱性粒细胞为阴性。

图69～图72所示为骨髓粒细胞系统MPO染色。

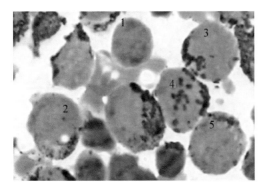

图69　骨髓涂片　MPO染色×1000

1.原始粒细胞阴性；2、3、4、5原始粒细胞阳性

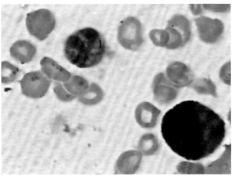

图70　骨髓涂片　MPO染色×1000

1.中性分叶核粒细胞阳性；2.中性中幼粒细胞阳性

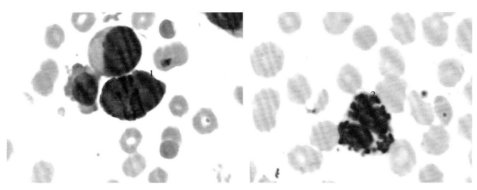

图71　骨髓涂片　MPO染色×1000
1.嗜酸性粒细胞呈阳性

图72　骨髓涂片　MPO染色×1000
2.嗜碱性粒细胞呈阴性

（2）单核细胞系统：原始单核细胞多呈阴性，幼稚成熟单核细胞多为弱阳性。

（3）淋巴细胞系统、红细胞系统、浆细胞系统、巨核细胞系统：阴性。

图73～图76所示为骨髓单核细胞系统及淋巴细胞系统等细胞MPO染色。

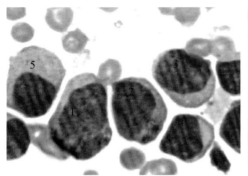

图73　骨髓涂片　MPO染色×1000
1、2原始单核细胞呈阳性；
3、4、5原始单核细胞呈阴性

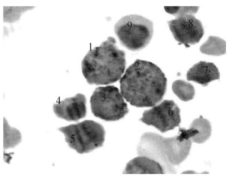

图74　骨髓涂片　MPO染色×1000
1、2、3原始粒细胞呈阳性；4、5、6、7、8幼稚
红细胞阴性；9.淋巴细胞呈阴性

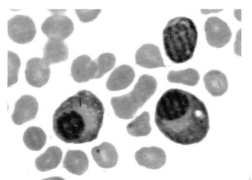

图75　骨髓涂片　MPO染色×1000
1、2浆细胞呈阴性；3原始粒细胞呈阳性

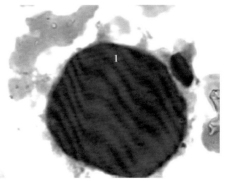

图76　骨髓涂片　MPO染色×1000
1巨核细胞呈阴性

4. 临床意义 。

（1）鉴别急性髓细胞白血病（acute myelocytic leukemia， AML）和急性淋巴细胞白血病（acute lymphoblastic leukemia，ALL）。

急髓（AML）：原始细胞阳性>3.0%。

急淋（ALL）：原始细胞阳性<3.0%。

图77～图78所示为ALL和AML骨髓涂片MPO染色情况。

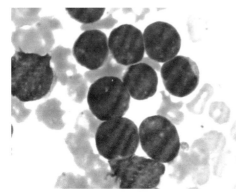

图77　骨髓涂片　MPO染色×1000
ALL：原始及幼稚淋巴细胞呈阴性

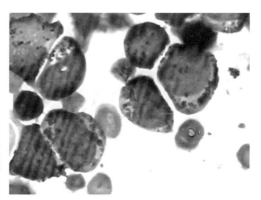

图78　骨髓涂片　MPO染色×1000
AML：原始粒细胞呈阳性

（2）鉴别急性早幼粒细胞白血病（acute promyelocytic leukemia， APL）和急性单核细胞白血病（acute monocytic leukemia， AMOL）。

急性早幼粒细胞白血病（APL）：强阳性。

急性单核细胞白血病（AMOL）：弱阳性。

图79～图80所示结果为APL和AMOL骨髓涂片MPO染色情况。

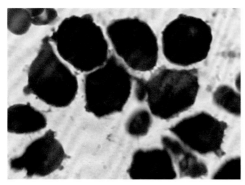

图79　骨髓涂片　MPO染色×1000
APL：异常早幼粒细胞呈强阳性

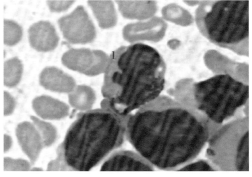

图80　骨髓涂片　MPO染色×1000
AMOL：1.幼稚单核细胞呈阳性；其余细胞均呈阴性

【注意事项】

1. 标本应为新鲜未抗凝的血涂片或骨髓涂片，溶血标本不宜采用。

2. 若标本不能及时检测，可用95%乙醇固定2分钟，可保存数天。

3. 染色时滴加Ⅱ液（稀过氧化氢溶液）后需与Ⅰ液充分混匀，否则同一标本上细胞染色情况不一致。

4. 染色液适宜pH值应为5.5，若pH值小于5.0会出现假阳性结果。

5. 每批操作均应设置阴性和阳性对照，可以以同一涂片上或正常人涂片中的中性分叶细胞为阳性对照细胞，以淋巴细胞为阴性对照细胞。

实验十　骨髓铁染色

【实验目的】

1. 阐述铁染色（bone marrow iron）的临床意义。

2. 能根据操作说明书及老师示范进行铁染色检测，并判断染色结果。

3. 能应用铁染色结果进行疾病的鉴别诊断。

【实验要求】

每小组完成两份骨髓标本的铁染色与检查，并书写实验报告。

【实验器材】

1. 标本。

大致正常和缺铁性贫血的骨髓涂片。

2. 试剂。

铁染色商品试剂（如上海太阳生物技术有限公司）。

3. 仪器。

37℃培养箱或水浴箱、显微镜。

【实验内容】

1. 检查原理。

$$4Fe^{3+} + 3K_4 \lceil Fe(CN)_6 \rceil \longrightarrow Fe_4 \lceil Fe(CN)_6 \rceil_3 + 12K^+$$

（含铁物质）　　　（亚铁氰化钾）　　　　　　（亚铁氰化铁）蓝绿色颗粒

2. 检查步骤。

（1）固定（可略去不做）：在新鲜干燥的涂片上滴加甲醇固定10分钟。

（2）初染：在骨髓片上滴加酸性亚铁氰化钾，37℃染色30分钟。

（3）冲洗：直接用流动水冲洗，待干。

（4）复染：用核固红染液复染10～15分钟。

（5）冲洗：直接用流动水冲洗，待干。

（6）镜检：显微镜下观察细胞外铁和细胞内铁。

3. 结果判断。

（1）细胞外铁（exocellular iron）：用低倍镜观察骨髓渣中是否有蓝色铁颗粒存在，可分为五级：

－：无颗粒。

＋：有少数铁颗粒或偶见铁小珠（颗粒体积大于嗜酸性粒细胞颗粒者）。

＋＋：有较多铁颗粒或铁小珠。

＋＋＋：有很多铁颗粒、铁小珠和少数小块状。

＋＋＋＋：有很多铁颗粒、铁小珠，并有很多的小块，密集成堆。

图81～图85所示为骨髓涂片中细胞外铁观察结果。

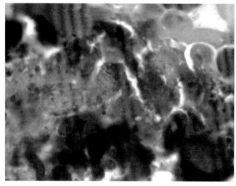 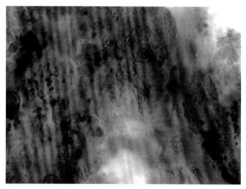

图81　骨髓涂片　铁染色×1000　　　　图82　骨髓涂片　铁染色×1000
细胞外铁：＋＋＋＋　　　　　　　　　　细胞外铁：＋＋＋

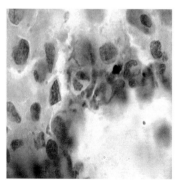 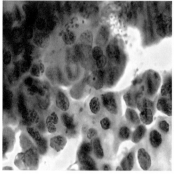 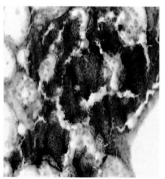

图83　骨髓涂片　铁染色×1000　　图84　骨髓涂片 铁染色×1000　　图85　骨髓涂片　铁染色×1000
细胞外铁：＋＋　　　　　　　　　细胞外铁：＋＋＋＋　　　　　　细胞外铁：－

（2）细胞内铁（intra-cellular iron）：用油镜计数100个中幼红细胞和晚幼红细胞，记录细胞质中含有蓝色铁颗粒细胞（铁粒幼红细胞）所占百分率。

根据细胞内铁颗粒的数目、分布情况可将铁粒幼红细胞分为4型及环形铁粒幼红细胞：

Ⅰ型：幼红细胞质内含1～2颗铁颗粒。

Ⅱ型：幼红细胞质内含3～5颗铁颗粒。

Ⅲ型：幼红细胞质内含6～10颗铁颗粒。

Ⅳ型：幼红细胞质内含10颗以上铁颗粒。

环形铁粒幼红细胞（ring sideroblast）：幼红细胞胞质中含铁颗粒6颗以上，围绕核周1/2以上排列者。

图86～图89所示为骨髓中幼红细胞染色结果。

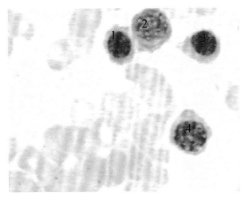

图86　骨髓涂片　铁染色×1000

1、2、3、4幼红细胞呈阴性

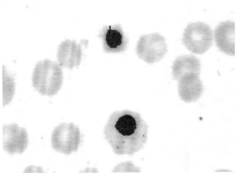

图87　骨髓涂片　铁染色×1000

1.幼红细胞呈阴性；2.Ⅲ型铁粒幼红细胞

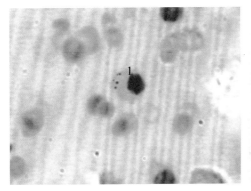

图88　骨髓涂片　铁染色×1000

1.Ⅱ型铁粒幼红细胞

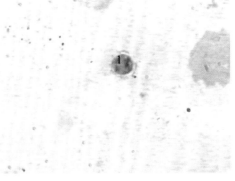

图89　骨髓涂片　铁染色×1000

1.环形铁粒幼红细胞

3. 参考范围。

细胞外铁：+ ~ ++（约2/3人为++，1/3人为+）。

细胞内铁：12% ~ 44%（以Ⅰ型为主，少数为Ⅱ型，无Ⅲ型、Ⅳ型及环铁）。

4. 临床意义。

（1）鉴别缺铁性贫血（iron deficiency anemia，IDA）与非缺铁性贫血（non-iron deficiency anemia）。

缺铁性贫血：外铁消失，内铁明显降低。

非缺铁性贫血：内、外铁正常。

（2）铁粒幼细胞性贫血（sideroblastic anemia，SA）。

诊断：细胞内铁和外铁均增加，且环形铁粒幼红细胞增加。

（3）骨髓增生异常综合征（myelodysplastic syndrome，MDS）伴环形铁粒幼细胞贫血。

诊断：细胞外铁增加，环铁增多（常大于15%）。

【注意事项】

1. 玻片应去铁处理，避免外界铁的污染。

2. 骨髓取材应满意。

3. 酸性亚铁氰化钾应新鲜配制。

4. 每个实验室应建立自己的参考范围。

实验十一　中性粒细胞碱性磷酸酶染色

【实验目的】

1. 阐述中性粒细胞碱性磷酸酶（neutrophilic alkaline phosphatase，NAP）染色的临床意义。

2. 能根据操作说明书及老师示范进行NAP染色检测，并判断染色结果。

3. 能应用NAP染色结果进行疾病的鉴别诊断。

【实验要求】

每小组完成两份骨髓标本的NAP染色与检查，并书写实验报告，并根据结果判断患者可能是什么疾病。

【实验器材】

1. 标本。

大致正常的骨髓象及CML的骨髓片或血片。

2. 试剂。

NAP染色商品试剂（如上海太阳生物技术有限公司），包括：

固定液：含甲醇、甲醛。

Ⅰ液：含坚固紫等。

Ⅱ液：含α-磷酸萘酚钠等。

苏木素复染液：含苏木素精等。

3. 仪器。

37℃培养箱或水浴箱、显微镜。

【实验内容】

1. 检查原理。

$$\alpha\text{-磷酸萘酚钠} \xrightarrow[\text{NAP}]{\text{pH值9.2～9.8}} \alpha\text{-萘酚+ 重氮盐偶联} \longrightarrow \text{形成红色颗粒沉着于胞质中。}$$

2. 检查步骤。

（1）固定：在新鲜干燥的涂片上滴加固定液（4℃）固定30秒，水洗晾干。

（2）初染：将试剂Ⅰ液置入试剂Ⅱ液中溶解，混合成基质液，将基质液滴加在骨髓片上，37℃放置30分钟。

（3）冲洗：直接用流水冲洗数分钟，晾干。

（4）复染：用苏木素液复染1～2分钟。

（5）冲洗：直接用流动水冲洗，晾干。

（6）镜检：显微镜下计数100个成熟中性粒细胞中的阳性细胞数，并计算阳性细胞所占百分率和积分。

3. 结果判断。

阳性：胞质中有红色颗粒。

阴性：胞质中无红色颗粒。

根据胞质内阳性颗粒的有无、颗粒的多少及分布情况，将反应强度分为五级："-"、"+"、"++"、"+++"、"++++"，相应记0分、1分、2分、3分、4分，阳性细胞的分数和即为积分。具体如下：

0分（-）：胞质中无红色颗粒。

1分（+）：胞质中含少量红色颗粒或呈弥漫浅红色。

2分（++）：胞质中含中等量红色颗粒或呈弥漫红色。

3分（+++）：胞质中含较多红色颗粒或弥漫较深红色。

4分（++++）：胞质中充满粗大红色颗粒或弥漫深红色。

图90所示为NAP染色结果。

4. 正常参考范围。

每个实验室应建立自己的参考范围。

阳性率：18%～44%。

积分：30～130。

5. 临床意义。

主要用于鉴别慢性粒细胞白血病（chronic myelogenous leukemia，CML）与感染或类白血病反应（leukemoid reaction）。

CML：阳性率及积分均明显降低。

感染或类白血病反应：阳性率及积分均明显增高。

图91和图92为NAP染色结果。

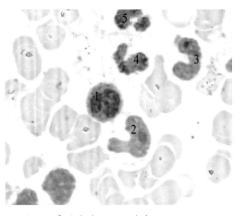

图90　骨髓涂片　NAP染色×1000
1、2分阳性的中性分叶核粒细胞；
2、3、4、5阴性的中性杆状及分叶核粒细胞

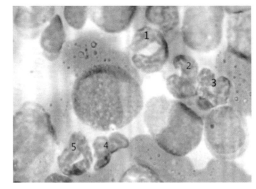

图91　骨髓涂片 NAP染色×1000
CML：1、2、3、4、5呈阴性的中性杆状及
分叶核粒细胞

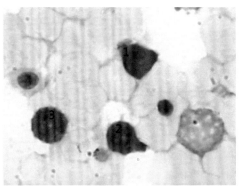

图92　骨髓涂片　NAP染色×1000
感染或类白血病反应：1、2、3、4分阳性的中
性杆状及分叶核粒细胞

【注意事项】

1. 标本应为未抗凝的新鲜骨髓片或血片。

2. 如标本不能及时检测，可先用固定液处理，可保存数天。

3. 固定时应在4℃条件下进行，否则易使细胞破碎，酶扩散，积分下降。

4. 基质液应新鲜配置。

5. 每一批检测均应设阴性、阳性对照，可以正常人新鲜血涂片中中性分叶细胞作为阳性对照细胞，淋巴细胞作为阴性对照细胞。

实验十二 糖原染色

【实验目的】

1. 阐述糖原染色（periodic acid–Schiff，PAS）的临床意义。

2. 能根据操作说明书及老师示范进行PAS染色检测，并判断染色结果。

3. 能应用PAS染色结果进行疾病的鉴别诊断。

【实验要求】

每小组完成两份骨髓标本的PAS染色与检查，书写实验报告，并根据结果判断患者可能是什么疾病。

【实验器材】

1. 标本。

大致正常骨髓片、ALL或红白血病骨髓片。

2. 试剂。

PAS染色商品试剂（如上海太阳生物技术有限公司），包括：

固定液：含甲醇等。

Ⅰ液：含过碘酸等。

Ⅱ液：含碱性品红、偏重亚硫酸钠等。

苏木素复染液：含苏木素精等。

3. 仪器。

显微镜。

【实验内容】

1. 检测原理。

乙二醇基 $\xrightarrow{\text{过碘酸氧化}}$ 双醛 $\xrightarrow{\text{雪夫氏试剂中的无色品红}}$ 紫红色沉淀沉积在胞浆中。

（含有多糖类物质）

2. 检查步骤。

（1）固定：在新鲜干燥的涂片上滴加固定液固定5分钟，水洗晾干。

（2）初染：在骨髓片上滴加Ⅰ液10分钟，水洗晾干。

（3）初染：在骨髓片上滴加Ⅱ液，20～25℃暗处放置30分钟，然后流水冲洗数分钟，晾干。

（4）复染：用苏木素液复染1~2分钟，水洗晾干。

（5）镜检：显微镜下计数100个目标细胞（如白血病细胞或幼稚红细胞）中阳性细胞数，计算阳性百分比，并判断阳性程度。

3. 结果判断。

阳性：胞质中有红色弥散状、颗粒状或块状物质。

阴性：胞质中无红色弥散状、颗粒状或块状物质。

图93所示为PAS染色结果。

4. 临床意义。

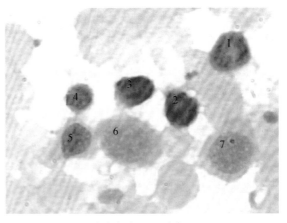

图93 骨髓涂片 PAS染色×1000
1、2、3成熟中性粒细胞呈强阳性；
4、5、6、7幼稚红细胞呈阴性

（1）鉴别红细胞系统疾病：用于红白血病（erythroleukemia，E）、骨髓增生异常综合征（MDS）与其他贫血的鉴别。

红白血病或MDS：幼红细胞常为阳性。

其他贫血（如巨幼贫）：幼红细胞常为阴性。

图94和图95所示为PAS染色结果。

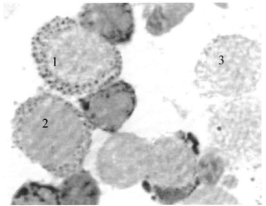

图94 骨髓涂片 PAS染色×1000
红白血病或MDS：1、2、3幼红细胞呈阳性

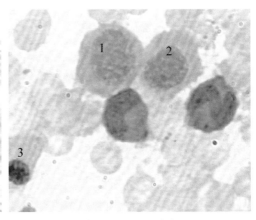

图95 骨髓涂片 PAS染色×1000
巨幼贫：1、2幼红细胞呈阴性

（2）辅助鉴别其他白血病类型：用于慢性淋巴细胞白血病（chronic lymphoblastic leukemia，CLL）、ALL、AMOL的鉴别。

淋巴细胞白血病：如CLL、ALL呈较强阳性。

急性单核细胞白血病：细颗粒状阳性。

急性粒细胞白血病：弱阳性。

图96和图97所示为PAS染色结果。

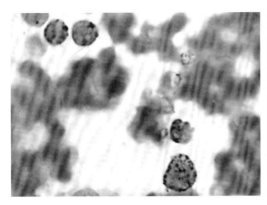 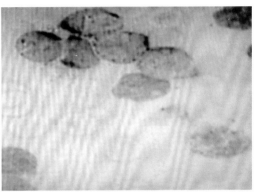

图96　骨髓涂片　PAS染色×1000　　　　图97　骨髓涂片　PAS染色×1000
CLL或ALL：较强阳性　　　　　急性单核细胞白血病：细颗粒状或弥散状阳性

【注意事项】

1. 样本和使用器材应避免被带醛基的物质和还原性物质污染，以免出现假阳性。

2. 滴加Ⅰ液后水洗应充分，待涂片完全干燥后才能加入Ⅱ液。

3. Ⅱ液保存不当或时间过久会变红，使阳性程度增加，此液不能反复使用。

4. 每批检测均应设阴、阳性对照，可以以同一片上的中性分叶细胞作为阳性对照。

第二章　红细胞疾病细胞形态学检查

【实验目的】

　　1. 描述缺铁性贫血（iron deficiency anemia，IDA）骨髓象的特点。

　　2. 能够正确进行IDA的骨髓象检查。

　　3. 能正确识别骨髓中各细胞形态，并能描述IDA骨髓象中红细胞系统形态异常改变的特征。

　　4. 正确书写IDA骨髓检查报告。

【实验要求】

　　按照骨髓细胞形态学检查进行骨髓象检查，每人至少分类计数200个有核细胞，并书写实验报告。

【实验器材】

　　1. 缺铁性贫血患者骨髓涂片。

　　2. 铁染色骨髓涂片。

　　3. 显微镜、香柏油、擦镜纸。

【病例资料】

　　患者，男性，51岁，因头昏、乏力、面色苍白、腹痛、大便颜色加深就诊。血常规提示：WBC 5.4×10^9/L，PLT 145×10^9/L，RBC 2.86×10^{12}/L，Hb 64g/L，MCV 69.1fl，MCH 25pg，MCHC 281g/L，RDW 21%，白细胞分类正常，红细胞大小不一，以小红细胞为主，部分红细胞中心淡染区扩大明显。大便常规提示：隐血阳性，查见钩虫卵。临床初诊：IDA（待查）。现进行骨髓检查。请问：

　　1. 什么是IDA？

　　2. IDA的骨髓象有何特征？

　　3. 要确诊IDA，除了骨髓象检查外，还应该进行哪些检查？

【实验内容】

按骨髓细胞形态学检查方法进行骨髓细胞形态学检查，IDA骨髓象特征如下：

1. 骨髓有核细胞增生活跃或明显活跃。

98和图99所示为增生活跃和增生明显活跃的骨髓涂片。

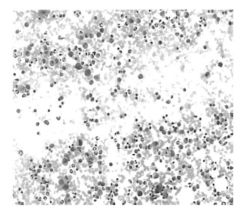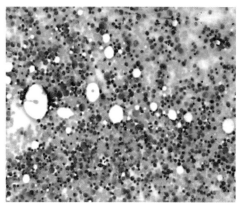

图98　骨髓涂片　瑞氏—姬姆萨染色×100
增生活跃

图99　骨髓涂片　瑞氏—姬姆萨染色×100
增生明显活跃

2. 红细胞系统。

红细胞系统比例增高，以中幼、晚幼红细胞为主。形态特点：胞体较正常同阶段细胞小；胞质量少而着色偏蓝，边缘不整齐，呈撕纸状或如破布样；胞核小，染色质致密，深染，出现核质发育不平衡，呈"核老质幼"改变。成熟红细胞大小不一，以小红细胞为主，中心淡染区扩大，可见嗜碱性点彩红细胞、嗜多色红细胞和嗜碱性红细胞。具体见图100和图101中各数字所示细胞。

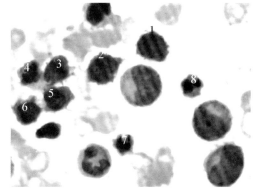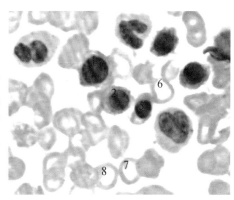

图100　骨髓涂片　瑞氏—姬姆萨染色×1000
1、2、3、4、5、6中幼红细胞；
7、8晚幼红细胞；均有"核老质幼"改变

图101　骨髓涂片　瑞氏—姬姆萨染色×1000
1、2、3、4中幼红细胞，5晚幼红细胞，均有胞体减少及胞浆量少等改变；6、7、8为红细胞中心淡染区明显扩大

3. 粒细胞系统。

粒细胞系统比例相对降低，各阶段细胞形态大致正常。

4. 淋巴细胞、单核细胞、巨核细胞。

无明显异常改变。

5. 骨髓铁染色。

细胞外铁：阴性。

细胞内铁（铁粒幼红细胞）：少于15%。

图102和图103所示为铁染色结果。

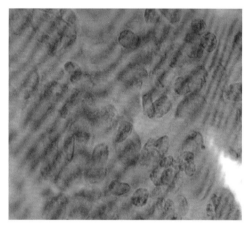
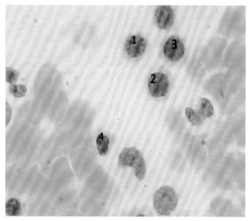

图102　骨髓涂片　铁染色×1000　　　　　　图103　骨髓涂片　铁染色×1000
细胞外铁：阴性　　　　　　　　细胞内铁减少，1、2、3、4为细胞内铁阴性的幼红细胞

6. 骨髓检查报告单。

根据细胞形态学检查结果、铁染色结果和/或其他铁代谢指标、临床基本资料，完成骨髓检查报告。示例见表2-1。

【注意事项】

1. 细胞形态学检查对IDA只能是提示性和支持性诊断，需要依靠铁代谢指标才能确诊（如骨髓铁染色）。

2. 贫血或疑为IDA患者应常规进行铁染色，IDA患者细胞外铁可消失，铁粒幼红细胞小于15%。

3. 书写报告时应着重描述红细胞系统，详细描述幼红细胞比例、形态特点及成熟红细胞形态特点。

表2-1　某医院骨髓检查报告单

细胞名称		血片	骨髓		结果（%）
		（%）	正常范围（%）		
粒细胞系统	原始粒细胞		0~1.26		0.5
	早幼粒细胞		0~2.89		3.0
	中性 中幼		2.2~12.2		12.5
	中性 晚幼		3.5~13.2		16.5
	中性 杆状核		16.4~32.1		16.5
	中性 分叶核		4.2~21.2		7.0
	嗜酸 中幼		0~1.4		1.5
	嗜酸 晚幼		0~1.8		0.5
	嗜酸 杆状核		0.2~3.9		
	嗜酸 分叶核		0~4.2		0.5
	嗜碱 中幼		0~0.2		
	嗜碱 晚幼		0~0.3		
	嗜碱 杆状核		0~0.4		
	嗜碱 分叶核		0~0.2		
红细胞系统	原始红细胞		0~1.1		0.5
	早幼红细胞		0~3.1		0.5
	中幼红细胞		3.0~16.3		10.5
	晚幼红细胞		2.6~16.6		23.0
淋巴细胞系统	原始淋巴细胞		0~0.0		
	幼稚淋巴细胞		0~0.38		
	成熟淋巴细胞		8.0~29.8		4.5
单核细胞系统	原始单核细胞		0~0.0		
	幼稚单核细胞		0~0.2		
	成熟单核细胞		0~3.2		1.0
浆细胞系统	原始浆细胞		0~0.0		
	幼稚浆细胞		0~0.2		
	成熟浆细胞		0~1.3		
其他细胞	网状细胞		0~1.0		1.0
	内皮细胞		0~0.4		
	吞噬细胞		0~0.4		
	组织嗜碱细胞		0~0.5		
	组织嗜酸细胞		0~0.2		
	脂肪细胞		0~0.1		
	分类不明细胞		0~0.1		
粒细胞：有核红细胞			2~4：1		1.71：1
涂片共数细胞			200		

标本序号　　2

病员姓名　　李××

性　　别　　女

年　　龄　　16

院　　别　　××

科　　室　　内分泌科

门 诊 号

住 院 号　　××

床　　号　　45

骨髓象分析

1. 骨髓取材、涂片、染色良好。

2. 骨髓有核细胞增生活跃，粒、红比例下降，为1.71：1。

3. 粒细胞系统：占59.0%。各阶段细胞查见，以中性中幼粒及以下阶段细胞为主，形态、比例未见明显异常。

4. 红细胞系统：占34.5%。各阶段细胞查见，以中、晚幼红细胞为主，部分中、晚幼红细胞胞体小、胞质量少、染色偏蓝，核质发育不平衡，为"核老质幼"改变，成熟红细胞大小不一，以小红细胞为主，部分中心淡染区扩大明显。

5. 淋巴细胞：占4.5%。均为成熟淋巴细胞。

6. 巨核细胞系统：全片见巨核细胞118个，散在、成堆血小板易见。

7. 未查见其他明显异常细胞。

BM铁染色

细胞外铁：阴性

铁粒幼红细胞：1.0%

诊断意见

目前骨髓象符合增生性贫血，结合细胞内外铁考虑IDA，请结合临床考虑。

报 告 人　　　××

审 核 者　　　××

报告日期　　　××

实验二　巨幼细胞贫血骨髓象检查

【实验目的】

1. 能描述巨幼红细胞贫血（megaloblastic anemia，MgA，以下简称巨幼贫）骨髓象的特点。

2. 能够正确进行MgA骨髓象检查。

3. 能正确识别骨髓中各细胞形态，并能描述MgA骨髓象中各细胞系统形态异常改变特征。

4. 能正确书写MgA骨髓检查报告。

【实验要求】

按照骨髓细胞形态学检查进行骨髓象检查，每人至少分类计数200个有核细胞，并书写实验报告。

【实验器材】

1. 巨幼红细胞贫血患者骨髓片。

2. 显微镜、香柏油、擦镜纸。

【病例资料】

患者，男性，52岁，因头昏、乏力、面色苍白、腹痛、腹泻、恶心、呕吐等症状来院就诊，血常规提示：WBC 3.1×10^9/L，PLT 78×10^9/L，RBC 1.41×10^{12}/L，Hb 78g/L，MCV 124 fl，白细胞分类正常，但可见中性分叶细胞分叶过多改变，成熟红细胞以大红细胞为主。请问：

1. 该患者可能是什么疾病？

2. 如果是巨幼贫，患者骨髓象特征是什么，细胞形态有哪些异常改变？

【实验内容】

按骨髓细胞形态学检查方法进行骨髓细胞形态学检查，巨幼贫骨髓象特征如下：

1. 骨髓有核细胞增生活跃或明显活跃。

粒细胞系、红细胞系、巨核细胞系三系细胞均可出现巨幼变为巨幼贫骨髓象特征，粒、红比例下降或倒置。如下图104和图105所示。

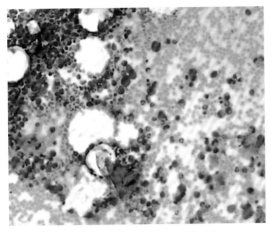

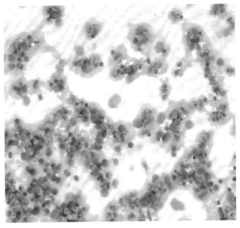

图104　骨髓涂片　瑞氏—姬姆萨染色 ×1000
增生活跃

图105　骨髓涂片　瑞氏—姬姆萨染色×1000
增生明显活跃

2. 粒细胞系统。

核细胞系统比例相对降低，可见巨幼变，以巨晚幼粒细胞、胖杆状核粒细胞及多分叶核粒细胞为主。

详情见图106～图109中各数字所示细胞。

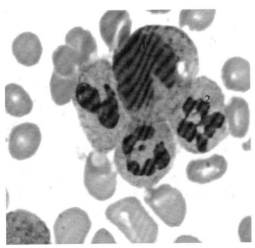

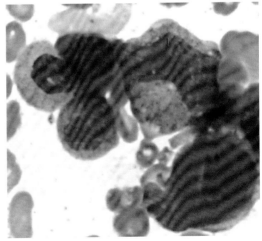

图106　骨髓涂片　瑞氏—姬姆萨染色 ×1000
1.巨晚幼粒细胞；2.中性多分叶核粒细胞

图107　骨髓涂片　瑞氏—姬姆萨染色 ×1000
1.巨晚幼粒细胞

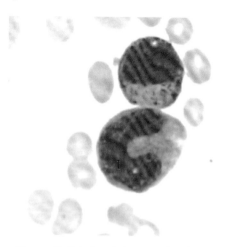

图108 骨髓涂片 瑞氏—姬姆萨染色×1000
1.中性胖杆状核粒细胞

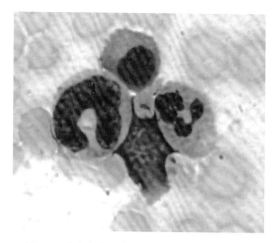

图109 骨髓涂片 瑞氏—姬姆萨染色×1000
1.中性胖杆状核粒细胞

3. 红细胞系统。

红细胞系统增生明显，各阶段红细胞均可有巨幼改变，以巨中幼红、巨晚幼红为主，巨幼红细胞比例常超过10%，可见核畸形、核碎裂等，多核巨幼红细胞少见。

巨幼红细胞形态特点：①胞体较正常同阶段细胞大，胞质丰富；②胞核大，染色质较正常同阶段细胞细致疏松或淡染。③核质发育不平衡，为"核幼质老"改变。

详情见图110~图113中各数字所示细胞。

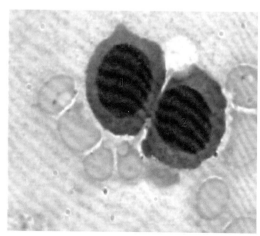

图110 骨髓涂片 瑞氏—姬姆萨染色×1000
1、2巨中幼红细胞

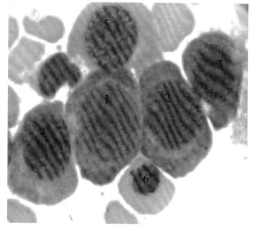

图111 骨髓涂片 瑞氏—姬姆萨染色×1000
1、2巨早幼红细胞；3、4巨中幼红细胞
5、6巨晚幼稚红细胞

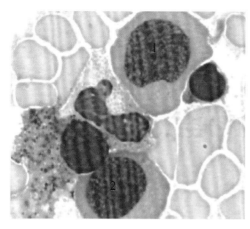

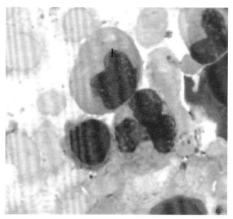

图112　骨髓涂片　瑞氏—姬姆萨染色 ×1000
1、2巨晚幼红细胞

图113　骨髓涂片　瑞氏—姬姆萨染色×1000
1.巨晚幼红细胞

4. 巨核细胞系统。

巨核细胞系统可见胞体增大，分叶过多，核碎裂，血小板生成减少。

详情见图114和图115中各数字所示细胞。

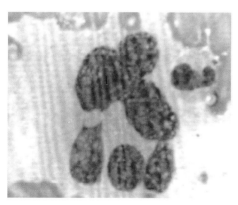

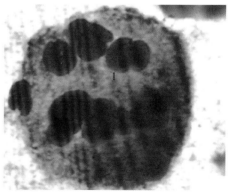

图114　骨髓涂片　瑞氏—姬姆萨染色×1000
1.巨核细胞分叶过多

图115　骨髓涂片　瑞氏—姬姆萨染色×1000
1.巨核细胞分叶过多

5. 骨髓检查报告单。

根据细胞形态学检查结果、外周血常规结果及临床基本资料书写骨髓检查报告单，示例见表2-2。

表2-2 某医院骨髓检查报告单

细胞名称		血片（%）	骨髓	
			正常范围（%）	结果（%）
粒细胞系统	原始粒细胞		0~1.26	
	早幼粒细胞		0~2.89	0.5
	中性 中幼		2.2~12.2	9.0
	中性 晚幼		3.5~13.2	7.5
	中性 杆状核		16.4~32.1	14.0
	中性 分叶核		4.2~21.2	9.5
	嗜酸 中幼		0~1.4	
	嗜酸 晚幼		0~1.8	1.5
	嗜酸 杆状核		0.2~3.9	0.5
	嗜酸 分叶核		0~4.2	
	嗜碱 中幼		0~0.2	
	嗜碱 晚幼		0~0.3	
	嗜碱 杆状核		0~0.4	
	嗜碱 分叶核		0~0.2	
红细胞系统	原始红细胞		0~1.1	0.5
	早幼红细胞		0~3.1	0.5
	中幼红细胞		3.0~16.3	15.5
	晚幼红细胞		2.6~16.6	29.0
淋巴细胞系统	原始淋巴细胞		0~0.0	
	幼稚淋巴细胞		0~0.38	
	成熟淋巴细胞		8.0~29.8	10.5
单核细胞系统	原始单核细胞		0~0.0	
	幼稚单核细胞		0~0.2	
	成熟单核细胞		0~3.2	0.5
浆细胞系统	原始浆细胞		0~0.0	
	幼稚浆细胞		0~0.2	
	成熟浆细胞		0~1.3	1.0
其他细胞	网状细胞		0~0.6	
	内皮细胞		0~0.1	
	吞噬细胞		0~0.6	
	组织嗜碱细胞		0~0.1	
	组织嗜酸细胞		0~0.2	
	脂肪细胞		0~0.1	
	分类不明细胞		0~0.1	
粒细胞∶有核红细胞			2~4∶1	0.93∶1
涂片共数细胞			200	

标本序号 ___3___
病员姓名 ___刘××___
性　别 ___女___
年　龄 ___66___
科　室 ___消化科___
床　号 ___23___
门诊号 _____
住院号 ___××___

骨髓象分析

1. 骨髓取材、涂片、染色良好。

2. 骨髓有核细胞增生活跃，粒、红比例下降，为0.93∶1。

3. 粒细胞系统：占42.5%。早幼粒以下各阶段细胞查见，比例轻度降低，以中性中幼粒及以下阶段细胞为主，部分粒细胞巨幼变明显，易见中性巨晚幼粒细胞、中性胖杆状核粒细胞及中性多分叶核粒细胞。

4. 红细胞系统：占45.5%。各阶段细胞查见，以中、晚幼红细胞为主，部分中、晚幼红细胞巨幼变明显，胞体大、胞质量多、核质发育不平衡、为"幼核质老"改变，染色质细致疏松如筛状，成熟红细胞大小不一，以大红细胞为主。

5. 淋巴细胞：占10.5%。均为成熟淋巴细胞。

6. 巨核细胞系统：全片见巨核细胞56个，可见多分叶、核碎裂的巨核细胞，散在、成堆血小板易见。

7. 未查见其他明显异常细胞。

诊断意见

目前骨髓象符合巨幼细胞性贫血，请结合叶酸、维生素B_{12}及临床考虑。

报告人 ___×××___
审核者 ___×××___
报告日期 ___××___

【注意事项】

1. 单纯粒细胞巨幼变具有重要诊断价值：①粒细胞巨幼变常早于红系，是巨幼贫的早期表现；②当巨幼贫合并缺铁贫时，红细胞的巨幼变常被掩盖，而粒细胞巨幼变不被掩盖；③当患者经过治疗后，巨幼红细胞常48小时后转为正常，而粒细胞巨幼变可持续1~2周，仍可根据粒细胞改变作出明确诊断。

2. 由于营养不良或胃大部切除术后所引起的巨幼贫常伴有缺铁贫，这种贫血称为混合性贫血，血象和骨髓象可表现巨幼贫和缺铁贫并存的细胞形态学改变。

3. 进行骨髓细胞形态学诊断时应注意与MDS或红白血病进行鉴别，MDS或红白血病时幼红细胞常表现为巨幼样变，并多伴有双核、三核、四核等异常分裂的幼红细胞，必要时可进行糖原染色（PAS染色）以帮助鉴别。

4. 叶酸、维生素B_{12}及血清内因子阻断抗体测定，不仅可帮助巨幼细胞贫血的诊断，而且有助于确定病因。

5. 书写报告时，粒系及红系均应详细描述，特别是细胞形态特点。

实验三　再生障碍性贫血骨髓象检查

【实验目的】

1. 能描述再生障碍性贫血（aplastic anemia，AA，以下简称再障）骨髓象的特点。
2. 能够正确进行AA骨髓象检查。
3. 能正确识别骨髓中各细胞形态，并能描述AA骨髓象中各细胞系统形态特征。
4. 能正确书写AA骨髓检查报告。

【实验要求】

按照骨髓细胞形态学检查进行骨髓象检查，每人至少分类计数200个有核细胞，并书写实验报告。

【实验器材】

1. 再生障碍性贫血患者骨髓片。
2. 显微镜、香柏油、擦镜纸。

【病例资料】

患者，女性，25岁，在读博士生，因头昏、乏力、面色苍白、发热、皮肤散在出血点半月来院就诊，有长期接触二甲苯等有毒物质史，查体无肝、脾及浅表淋巴结肿大。血常规提示：WBC 1.8×10^9/L，PLT 28×10^9/L，RBC 2.12×10^{12}/L，Hb68g/L，RET0.3%，MCV、MCH、MCHC正常，白细胞分类：淋巴细胞61%，中性分叶细胞36%，单核细胞3%。临床初步诊断为再生障碍性贫血，并进行骨髓象检查。

请问：再障患者的骨髓象有哪些改变？

【实训内容】

按骨髓细胞形态学检查方法进行骨髓细胞形态学检查，AA骨髓象特征如下。

1. 骨髓有核细胞。

骨髓有核细胞增生低下或极度低下，如图116、图117所示。

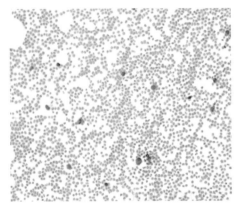 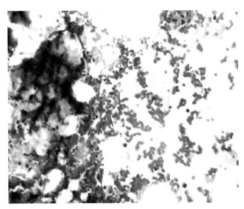

图116　骨髓涂片　瑞氏—姬姆萨染色×100　　　图117　骨髓涂片　瑞氏—姬姆萨染色×100
　　　　　　骨髓增生低下　　　　　　　　　　　　　　　　骨髓增生极度低下

2. 造血细胞明显减少。

造血细胞明显减少表现为红细胞系统、粒细胞系统、巨核细胞明显减少，各系原始及幼稚细胞减少或不见，以接近成熟和成熟细胞为主。

3. 非造血细胞相对增高。

淋巴细胞、单核细胞、浆细胞、网状细胞、组织嗜碱细胞相对增多，均为成熟细胞。

4. 骨髓渣。

骨髓渣多为空网状或纵横交错的纤维网，其间非造血细胞增多。

图118~图123中各数字所示细胞均为非造血细胞。

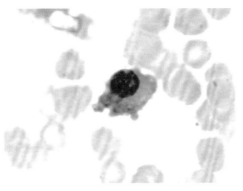

图118 骨髓涂片 瑞氏—姬姆萨染色 ×1000
1. 浆细胞

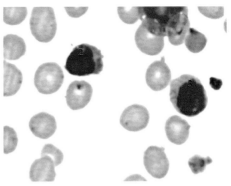

图119 骨髓涂片 瑞氏—姬姆萨染色 ×1000
2、3 淋巴细胞

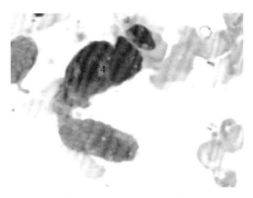

图120 骨髓涂片 瑞氏—姬姆萨染色 ×1000
4. 组织嗜碱细胞（肥大细胞）

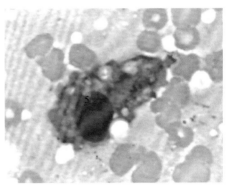

图121 骨髓涂片 瑞氏—姬姆萨染色 ×1000
5. 网状细胞

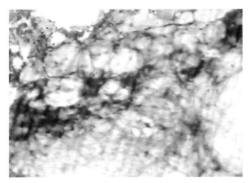

图122 骨髓涂片 瑞氏—姬姆萨染色 ×1000
骨髓渣呈空网状

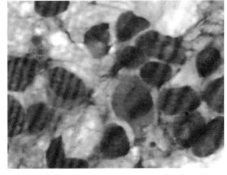

图123 骨髓涂片 瑞氏—姬姆萨染色 ×1000
骨髓渣中以非造血细胞为主

5. 骨髓检查报告单。

根据细胞形态学检查结果、外周血常规结果及临床基本资料书写骨髓检查报告单。示例见表2-3。

表2-3 某医院骨髓检查报告单

细胞名称		血片（%）	骨髓	
			正常范围（%）	结果（%）
粒细胞系统	原始粒细胞		0~1.26	
	早幼粒细胞		0~2.89	0.5
	中性 中幼		2.2~12.2	1.0
	中性 晚幼		3.5~13.2	
	中性 杆状核		16.4~32.1	
	中性 分叶核		4.2~21.2	0.5
	嗜酸 中幼		0~1.4	
	嗜酸 晚幼		0~1.8	
	嗜酸 杆状核		0.2~3.9	
	嗜酸 分叶核		0~4.2	1.5
	嗜碱 中幼		0~0.2	
	嗜碱 晚幼		0~0.3	
	嗜碱 杆状核		0~0.4	
	嗜碱 分叶核		0~0.2	
红细胞系统	原始红细胞		0~1.1	
	早幼红细胞		0~3.1	
	中幼红细胞		3.0~16.3	0.5
	晚幼红细胞		2.6~16.6	
淋巴细胞系统	原始淋巴细胞		0~0.0	
	幼稚淋巴细胞		0~0.38	
	成熟淋巴细胞		8.0~29.8	78.5
单核细胞系统	原始单核细胞		0~0.0	
	幼稚单核细胞		0~0.2	
	成熟单核细胞		0~3.2	1.5
浆细胞系统	原始浆细胞		0~0.0	
	幼稚浆细胞		0~0.2	
	成熟浆细胞		0~1.3	10.0
其他细胞	网状细胞		0~0.60	6.0
	内皮细胞		0~0.1	
	吞噬细胞		0~0.6	
	组织嗜碱细胞		0~0.1	
	组织嗜酸细胞		0~0.2	
	脂肪细胞		0~0.1	
	分类不明细胞		0~0.1	
粒细胞：有核红细胞			2~4:1	7.0:1
涂片共数细胞			200	

标本序号 ___2___
分类编号 ___病例5___
病员姓名 ___××___
性　别 ___女___
年　龄 ___67___
科　室 ___血液科___
床　号 ___7___
门诊号 _____
住院号 ___××___

骨髓象分析

1. 骨髓取材、涂片、染色良好。
2. 骨髓有核细胞增生极度低下，粒、红比例轻度增高，为7.0:1。
3. 粒细胞系统：占3.5%。比例极度降低，形态未见明显异常。
4. 红细胞系统：占0.5%。比例极度降低，形态未见明显异常，成熟红细胞形态基本正常。
5. 淋巴细胞：占78.5%。比例相对明显增高，均为成熟淋巴细胞。
6. 浆细胞及组织细胞比例相对增高，分别占10.0%及6.0%，均为成熟细胞，形态未见明显异常。
7. 巨核细胞系统：全片未见巨核细胞，散在血小板难见，成堆血小板未见。
8. 骨髓片上易见骨髓渣，但造血细胞减少，以非造血细胞为主。

诊断意见

目前BM考虑AA，请骨髓活检及临床考虑。

报告人 ___××___
审核者 ___××___
报告日期 ___××___

【注意事项】

1. 诊断AA时应选用取材好的骨髓片进行，否则易导致误诊。

2. 观察骨髓片时要在合适的部位，否则易导致漏诊或误诊。

3. 急性AA的骨髓象一般较典型，慢性AA可有散在增生灶，骨髓可出现有核细胞增生活跃，但巨核细胞明显减少或缺如，部分患者需要多部位穿刺才可诊断。

4. AA患者骨髓穿刺可出现"干抽"，可行骨髓活检帮助诊断。

重难点指导

缺铁性贫血、巨幼细胞贫血及再生障碍性贫血的诊断除需结合临床症状等特征性表现，骨髓细胞形态学检查是其重要的诊断和鉴别诊断依据，是教学的重点，也是教学的难点。在进行骨髓细胞形态学检查、分析与诊断时，还需结合其他实验室检查综合分析，才能做出较为准确的判断，具体详情见下表：

鉴别点	缺铁性贫血	巨幼细胞贫血	再生障碍性贫血
形态			
病因	铁缺乏	叶酸和（或）维生素B_{12}缺乏	骨髓造血功能衰竭
临床表现	主要是贫血的症状和体征	除贫血外，典型者可出现牛肉样舌	常出现贫血、发热、出血
血象	小细胞低色素性贫血，白细胞及血小板常正常，网织红细胞正常或轻度增高	大细胞性贫血，可出现全血细胞减少，网织红细胞正常或轻度增高	多为正细胞正色素性贫血，全血细胞减少，网织红细胞减少
骨髓象	增生活跃或明显活跃，以红细胞系增高为主，幼稚红细胞核质发育不平衡，为"核老质幼"改变	增生活跃或明显活跃，以红细胞系增高为主，粒、红、巨三系均可见巨幼变，幼稚红细胞核质发育不平衡，为"核幼质老"改变	增生低下或极度低下，粒、红、巨三系降低，非造血细胞（如淋巴细胞、单核细胞、浆细胞、网状细胞等）相对增高
铁染色	细胞内、外铁降低或消失	细胞内、外铁正常或增高	细胞内、外铁正常或增高
叶酸、维生素B_{12}	正常	叶酸和（或）维生素B_{12}降低	正常

达标检测

病例分析

患者陈某某，男，76岁，因乏力、纳差1⁺年，发现血细胞减少2月，于2014-06-09 13:06入我院血液免疫科。

主要表现：以反复纳差、乏力为主要表现，伴呃逆、腹胀、反酸、上腹部烧灼感，于中医院就诊，诊断为慢性胃炎、食管炎、贫血，予以对症治疗后好转出院，但病情反复。

查体：贫血貌，结膜苍白，剑突下压痛。

辅助检查：血常规提示：Hb 64 g/L，MCV 125.50 fl，MCH 44.10 pg，WBC 3.92 × 10⁹/L，PLT 30 × 10⁹/L。

（1）请判断患者血常规检查结果有哪些异常？是否需要进行显微镜复检？

（2）图1、图2为患者外周血涂片，请判断图中所标示细胞是什么细胞？

（3）图3～图6为骨髓检查结果，请判断图3中有核细胞增生程度，以及图4～图6中各标示的细胞分别是什么细胞？

（4）根据临床资料和实验室检查，该患者可初步诊断为什么疾病？为了进一步确诊，还应该增加哪些实验室检查？检查结果可能有什么改变？

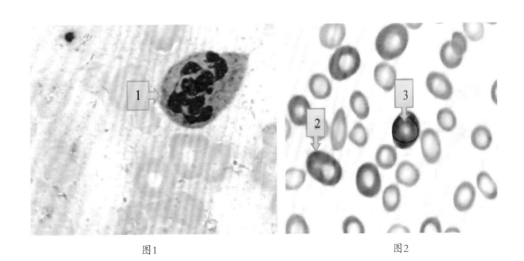

图1　　　　　　　　　　　　　　　　图2

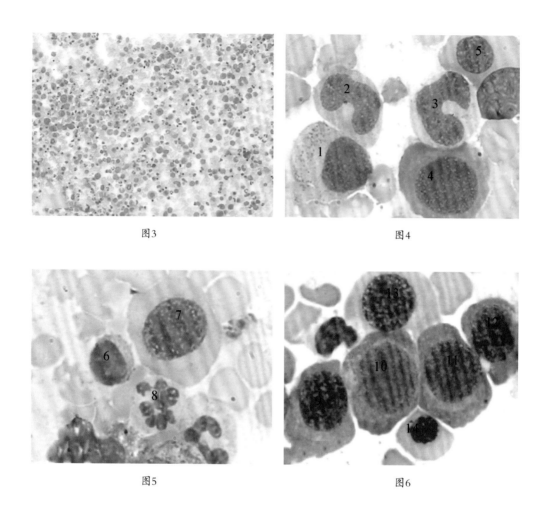

图3

图4

图5

图6

达标检测答案

（1）血常规检查示外周血三系减少，MCV明显增高，MCH增高，符合显微镜复检规则，需要进行显微镜细胞形态复检。

（2）外周血涂片图1、图2中各编号细胞分别为：

1. 中性巨多分叶粒细胞；2. 大椭圆形红细胞；3. 含有卡波氏环的大红细胞。

（3）骨髓检查的图3为骨髓有核细胞增生明显活跃。

图4～图6中各标示细胞分别为：

1. 中性中幼粒细胞；2. 中性胖杆状核粒细胞；3. 中性胖杆状核粒细胞；

4.巨中幼红细胞；5.巨晚幼红细胞；6.淋巴细胞；7.巨中幼红细胞；

8.中性多分叶核粒细胞；9.巨中幼红细胞；10.巨中幼红细胞；

11.巨中幼红细胞；12.巨晚幼红细胞；13.巨晚幼红细胞；

14.巨晚幼红细胞

（4）该患者可初步诊断为巨幼细胞性贫血。诊断时应与MDS等疾病进行鉴别诊断，可进一步进行PAS染色、维生素B_{12}测定、叶酸测定。

支持诊断的检查结果应分别如下：

PAS染色：巨幼贫的幼稚红细胞为阴性。

叶酸和（或）维生素B_{12}测定：巨幼贫叶酸和（或）维生素B_{12}降低。

第三章 白细胞疾病细胞形态学检查

本章节内容主要涉及白细胞疾病中的临床常见疾病，如急性淋巴细胞白血病、急性髓细胞白血病常见类型、慢性粒细胞白血病、慢性淋巴细胞白血病、多发性骨髓瘤、恶性淋巴瘤、骨髓增生异常综合征及传染性单核细胞增多症。对这些疾病的诊断，临床已逐渐由基于形态学的FAB分型过渡到基于形态学、免疫学、细胞遗传学、分子生物学（MICM）和临床特征的世界卫生组织（WHO）分型，大大提高了造血与淋巴组织肿瘤的诊断与分型准确率，并利于发病机制探讨、治疗方案选择及患者预后判断。由于WHO分型中的形态学检查（M）仍是诊断与分型的基石，且高职院校医学检验技术专业血液学检验的培养目标是重点培养形态学检查技能，所以本章节内容仍然以形态学为主的FAB分型类型进行编写，而各型诊断标准按WHO分型标准进行，且将涉及WHO分型的一些标准及进展在部分疾病的注意事项中进行描述。

实验一 急性淋巴细胞白血病骨髓象检查

【实验目的】

1. 描述急性淋巴细胞白血病（acute lymphoblastic leukemia，ALL）骨髓象特点。
2. 能够正确进行ALL骨髓象检查。
3. 能正确识别ALL骨髓中各细胞形态，并能描述原始及幼稚淋巴细胞形态特征。
4. 能正确书写ALL骨髓检查报告。

【实验要求】

按照骨髓细胞形态学检查进行骨髓象检查，每人至少分类计数200个有核细胞，并书写实验报告。

【实验器材】

1. 急性淋巴细胞白血病骨髓片、血片。

2. 显微镜、香柏油、擦镜纸。

【病例资料】

患者，男性，8岁，因脸色苍白近1月，无明显诱因出现发热及皮肤、牙龈出血1周来院就诊。查体：重度贫血貌，皮肤黏膜散在瘀点、瘀斑，颈部、腋下等多处淋巴结肿大，胸骨压痛明显，肝、脾轻度肿大。血常规提示：WBC 48.8×10^9/L，PLT 21×10^9/L，RBC 1.98×10^{12}/L，Hb 61g/L，RET 1.3%，MCV、MCH、MCHC正常，白细胞分类：原始细胞72%，幼稚细胞15%，中性分叶细胞13%，临床怀疑急性白血病而行骨髓检查。

请问：

1. 什么是急性白血病？

2. 急性白血病有哪些临床表现？

3. 按FAB分型标准，急性白血病有哪些类型？

4. 该患者是否是白血病，如果是，应诊断为哪型白血病？其诊断依据有哪些？

5. 患者的骨髓象特征可能有哪些？

【实验内容】

按骨髓细胞形态学检查方法进行骨髓细胞形态学检查，ALL骨髓象特点如下。

1. 骨髓有核细胞。

骨髓有核细胞增生极度活跃或明显活跃，少数病例可增生活跃。如图124至126所示。

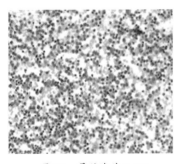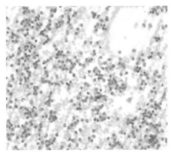

图124　骨髓涂片×100　　　　图125　骨髓涂片×100　　　　图126　骨髓涂片×100
　　　　增生极度活跃　　　　　　　　　增生明显活跃　　　　　　　　　增生活跃

2. 淋巴细胞系统。

淋巴细胞比例明显增高，以原始及幼稚淋巴细胞为主，大于或等于20%，可高达90%，伴有形态异常：胞体大小不一，核质比大，核圆形或椭圆形，部分可有凹陷、折叠、切迹或裂痕，核染色质细颗粒状，核仁清楚或隐约可见，一至多个，胞质量较少，染蓝色，有透明感。根据细胞形态特征，按FAB分型可将ALL分为L_1、L_2及L_3三个亚型。如图127至图129所示。

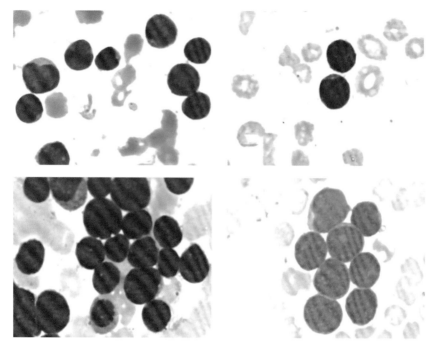

图127　骨髓涂片　瑞氏—姬姆萨染色×1000
ALL-L₁型：以小细胞为主，大小较一致，染色质较粗，核仁小，不清楚

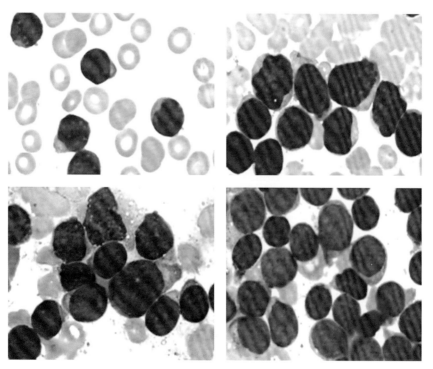

图128　骨髓涂片　瑞氏—姬姆萨染色×1000
ALL-L₂型：以大细胞为主，大小不一致，染色质较疏松，核仁较清楚，有一或多个

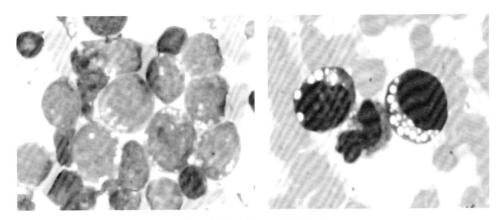

图129 骨髓涂片 瑞氏—姬姆萨染色×1000

ALL-L₃型：以大细胞为主，大小较一致，染色质细点状均匀，核仁一个或多个且清楚，
胞质嗜碱，深蓝色，胞质或核上有较多空泡，似蜂窝样

3. 骨髓中其他细胞系统。

粒细胞系、红细胞系及巨核细胞系增生均受抑制。

4. 骨髓检查报告单

根据细胞形态学检查结果、外周血常规结果及临床基本资料书写骨髓检查报告单，详情见表3-1。

【注意事项】

1. 观察ALL涂片时，尤其要注意选择合适的部位。如在厚的部位观察，很容易将原始及幼稚淋巴细胞误认为成熟淋巴细胞，通常ALL骨髓片上成熟淋巴细胞所占比例较低，如成熟淋巴细胞易见，应注意幼稚淋巴细胞与成熟淋巴细胞的划分标准或观察部位是否合适。

2. 临床上进行诊断时常加做细胞化学染色（如MPO、PAS），鉴别困难时可再进行免疫学分型及分子生物学分型检测。

3. FAB分型将ALL分为L₁、L₂、L₃型，其与临床治疗和预后关联不大，目前临床已基本不再使用，形态学常报告为ALL即可。

4. WHO分型中诊断ALL的标准为原始淋巴细胞≥20%，并根据细胞源性（B或T）来进行分类，将ALL分为B细胞ALL和T细胞ALL，而各自又分为多个亚型，目前已将FAB分型中的ALL-L₃型归为Burkitt淋巴瘤。

5. 书写骨髓报告时可将淋巴细胞系统置于首位，并详细描述淋巴细胞系统各阶段细胞比例及形态特征。

表3-1 某医院骨髓检查报告单

细胞名称		血片 (%)	骨髓 正常范围 (%)	骨髓 结果 (%)
粒细胞系统	原始粒细胞		0~1.26	
	早幼粒细胞		0~2.89	2.0
	中性 中幼		1.78~12.9	9.0
	中性 晚幼		5.5~17.2	4.0
	中性 杆状核		11.1~28.9	2.5
	中性 分叶核		4.1~21.6	2.5
	嗜酸 中幼		0~1.5	
	嗜酸 晚幼		0~2.1	
	嗜酸 杆状核		0~3.0	
	嗜酸 分叶核		0~4.9	
	嗜碱 中幼		0~0.1	
	嗜碱 晚幼		0~0.1	
	嗜碱 杆状核		0~0.2	
	嗜碱 分叶核		0~0.6	
红细胞系统	原始红细胞		0~1.1	
	早幼红细胞		0~3.1	
	中幼红细胞		3.0~16.3	0.5
	晚幼红细胞		2.6~16.6	0.5
淋巴细胞系统	原始淋巴细胞		0~0.0	55.0
	幼稚淋巴细胞		0~0.38	14.0
	成熟淋巴细胞		8.0~29.8	10.0
单核细胞系统	原始单核细胞		0~0.0	
	幼稚单核细胞		0~0.2	
	成熟单核细胞		0~3.2	
浆细胞系统	原始浆细胞		0~0.0	
	幼稚浆细胞		0~0.2	
	成熟浆细胞		0~1.3	
其他细胞	网状细胞		0~0.6	
	吞噬细胞		0~0.6	
	组织嗜碱细胞		0~0.1	
	组织嗜酸细胞		0~0.2	
	脂肪细胞		0~0.1	
	分类不明细胞		0~0.1	
粒细胞：有核红细胞			2~4：1	20：1
涂片共数细胞			200 个	

标本序号 ___2___
病员姓名 __吴××__
性　别 ___男___
年　龄 ___2___
院　别 ___××___
科　室 ___儿科___
门诊号 _____
住院号 ___××___
床　号 ___45___

骨髓象分析

1. 骨髓取材、涂片、染色良好。

2. 骨髓有核细胞增生明显活跃，粒、红比例明显增高，为20:1。

3. 淋巴细胞系统：占79.0%，比例明显增高，查见各阶段细胞，以原始及幼稚淋巴细胞为主，占69.0%，形态异常，胞体大小不一，以大细胞为主，外形为圆形或椭圆形，核质比大，核为圆形或椭圆形，少数可见凹陷折叠，核染色质细致排列较致密，核仁清楚或模糊，1~2个，胞质量少，染蓝色有透明感。

4. 粒细胞系统：占20.0%，比例明显降低，查见早幼粒及以下各阶段细胞，形态未见明显异常。

5. 红细胞系统：受抑制。占1.0%，查见中、晚幼稚红细胞，形态未见明显异常，成熟红细胞未见明显异常。

6. 巨核细胞系统：全片见巨核细胞10个，散在血小板少见。

诊断意见

目前骨髓象符合AL象，细胞形态考虑ALL，请结合MPO染色及流式免疫分型等检查考虑。

报告人 ___××___
审核者 ___××___
报告日期 ___××___

实验二 急性粒细胞白血病未成熟型骨髓象检查

【实验目的】

1. 描述急性粒细胞白血病未成熟型（acute myeloid leukemia without maturation），即AML-M$_1$型的骨髓象特点。

2. 能够正确进行AML-M$_1$型骨髓象检查。

3. 能正确识别AML-M$_1$型骨髓中各细胞形态，并能描述原始粒细胞形态特征。

4. 能正确书写AML-M$_1$型骨髓检查报告。

【实验要求】

每人按照骨髓细胞形态学检查进行骨髓象检查，至少分类计数200个有核细胞，并书写实验报告。

【实验器材】

1. AML-M$_1$型骨髓片和血片。

2. 显微镜、香柏油、擦镜纸。

【病例资料】

患者，女性，38岁，因头昏、乏力、心累、气短、发热10天就诊。查体：皮肤黏膜苍白，颌下数个肿大的淋巴结，肝、脾肿大；血常规示：WBC14.3×10^9/L，PLT 67×10^9/L，RBC 2.29×10^{12}/L，Hb 69g/L，RET 1.1%，MCV、MCH、MCHC正常；白细胞分类：原始细胞88%，幼稚粒细胞2%，中性分叶细胞7%，淋巴细胞3%。

请问：

1. 该患者可能是什么疾病？

2. 如果是AML-M$_1$型，其骨髓象有何特征？细胞形态有何特征？

【实验内容】

按骨髓细胞形态学检查方法进行骨髓细胞形态学检查，AML-M$_1$型骨髓象特征如下：

1. 骨髓有核细胞。

多数病例骨髓有核细胞增生极度活跃或明显活跃，少数病例可增生活跃或减低。如图130～图131所示。

2. 粒细胞系统。

以原始粒细胞增多为主，占非红系细胞百分比（non erythroid cell，NEC≥90%。原始粒细胞形态特征：胞体较大，圆形或椭圆形，核质比大，核圆形或椭圆形，核染色质细致，均匀如细沙状，核仁清楚，2～5个，胞质量较原始淋巴细胞增多，染水彩蓝，部分胞质中可见

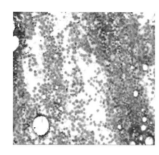

图130　骨髓涂片×100　　　　图131　骨髓涂片×100　　　　图132　骨髓涂片×100
　　增生极度活跃　　　　　　　　增生明显活跃　　　　　　　　　增生活跃

少量紫红色颗粒，部分胞质中可见Auer小体（棒状小体），可见小原粒细胞及部分胞核有凹陷折叠的副原粒细胞。早幼粒细胞少见，中幼粒及以下阶段细胞罕见。

图133为各AML-M₁型病例骨髓细胞。

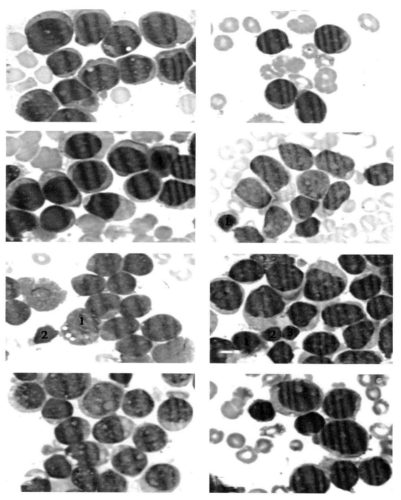

图133　骨髓涂片　瑞氏—姬姆萨染色×1000
AML-M₁型：图中各数字标示细胞外的所有细胞均为原始粒细胞

3. 红细胞系统、淋巴细胞系统、巨核细胞系统。

红细胞系统、淋巴细胞系统、巨核细胞系统常受抑制。

4. 骨髓检查报告单。根据细胞形态学检查结果、外周血常规结果及临床基本资料书写骨髓检查报告单，详情见表3-2。

表3-2 某医院骨髓检查报告单

细胞名称			血片 (%)	骨髓 正常范围 %	骨髓 结果 (%)
粒细胞系统		原始粒细胞		0~1.3	88.5
		早幼粒细胞		0~3.0	
	中性	中幼		1.8~12.9	0.5
		晚幼		5.5~17.2	
		杆状核		11.1~28.9	
		分叶核		4.1~21.6	
	嗜酸	中幼		0~1.5	
		晚幼		0~2.1	
		杆状核		0~3.0	
		分叶核		0~4.9	
	嗜碱	中幼		0~0.1	
		晚幼		0~0.1	
		杆状核		0~0.2	
		分叶核		0~0.6	
红细胞系统		原始红细胞		0~1.1	
		早幼红细胞		0~3.1	
		中幼红细胞		3~16.3	0.5
		晚幼红细胞		2.6~16.6	
淋巴细胞系统		原始淋巴细胞		0~0.0	
		幼稚淋巴细胞		0~0.4	
		成熟淋巴细胞		8.0~29.8	10.5
单核细胞系统		原始单核细胞		0~0.0	
		幼稚单核细胞		0~0.2	
		成熟单核细胞		0~3.2	
浆细胞系统		原始浆细胞		0~0.0	
		幼稚浆细胞		0~0.2	
		成熟浆细胞		0~1.3	
其他细胞		网状细胞		0~0.6	
		内皮细胞		0~0.1	
		吞噬细胞		0~0.6	
		组织嗜碱细胞		0~0.1	
		组织嗜酸细胞		0~0.2	
		脂肪细胞		0~0.1	
		分类不明细胞		0~0.1	
细胞间接分裂				0~10	
粒细胞：有核红细胞				2~4：1	
涂片共数细胞				200	

标本序号 _____3_____

病员姓名 _____王××_____

性　别 _____男_____

年　龄 _____31_____

院　别 _____××_____

科　室 _____血液科_____

门　诊　号 _____

住　院　号 _____××_____

床　号 _____15_____

骨髓象分析

1. 骨髓取材好，涂片好，染色好。

2. 骨髓有核细胞增生极度活跃，粒、红比例极度增高，为178.0:1。

3. 粒细胞系统：占89.0%。比例明显增高，以原始粒细胞增高为主，占88.5%（占NEC的99.4%），形态异常，胞体较大，呈圆形或椭圆形，核质比大，核呈圆形或椭圆形，核染色质细致，分布均匀如细沙状，核仁清楚，2~5个，胞质量较少，染水彩蓝，可见少量小圆粒细胞、Ⅱ型原粒细胞。

4. 红细胞系统：增生受抑制，占0.5%，为中幼红细胞，成熟红细胞未见明显异常。

5. 淋巴细胞：占10.5%，均为成熟淋巴细胞。

6. 巨核细胞系统：全片未见巨核细胞，散在血小板难见。

诊断意见

目前骨髓象符合AL象，细胞形态考虑AML-M₁型，请结合细胞化学染色、流式免疫学分型等检查考虑。

报　告　人 _____××_____

审　核　者 _____××_____

报告日期 _____××_____

【注意事项】

1. 小原粒细胞应与原始淋巴细胞鉴别。

2. 临床上进行诊断时常需做细胞化学染色（如MPO、PAS、NAE），在鉴别困难时可进行细胞免疫学、细胞遗传学及分子生物学分型检测。

3. 书写骨髓报告时可将粒细胞系统置于首位，并详细描述原始粒细胞系统比例及形态特征。

实验三 急性粒细胞白血病部分成熟型骨髓象检查

【实验目的】

1. 描述急性粒细胞白血病部分成熟型（acute myeloid leukemia with maturation），即 $AML-M_{2a}$ 型的骨髓象特点。

2. 能够正确进行 $AML-M_{2a}$ 型骨髓象检查。

3. 能正确识别 $AML-M_{2a}$ 型骨髓中各细胞形态，并能描述原始粒细胞形态特征。

4. 能正确书写 $AML-M_{2a}$ 型骨髓检查报告。

【实验要求】

每人按照骨髓细胞形态学检查进行骨髓象检查，至少分类计数200个有核细胞，并书写实验报告。

【实验器材】

1. $AML-M_{2a}$ 型骨髓片和血片。

2. 显微镜、香柏油、擦镜纸。

【病例资料】

患者，男性，42岁，头昏、乏力、心累、气短、纳差、恶心，皮肤散在出血点近1个月，呈进行性加重。查体：皮肤黏膜苍白，全身多处淋巴结肿大。血常规提示：WBC 10.1×10^9/L，PLT 34×10^9/L，RBC 1.89×10^{12}/L，Hb 64g/L，MCV、MCH、MCHC正常，白细胞分类：原始细胞68%，幼稚粒细胞11%，中性分叶细胞9%，淋巴细胞12%。

请问：

1. 该患者可能是什么病？

2. 如果是 $AML-M_{2a}$ 型，其骨髓象有何特征？细胞形态有何特征？

【实验内容】

按骨髓细胞形态学检查方法进行细胞形态学检查，其骨髓象特征如下。

1. 骨髓有核细胞。

骨髓有核细胞增生极度活跃或明显活跃，少数病例可增生活跃，如图134~图136所示。

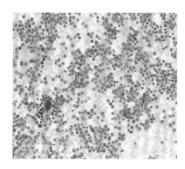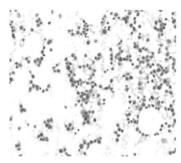

图134　骨髓涂片×100　　　　图135　骨髓涂片×100　　　　图136　骨髓涂片×100
　　增生极度活跃　　　　　　　　增生明显活跃　　　　　　　　　增生活跃

2. 粒细胞系统。

以原始粒细胞增高为主，占20%~89%，可见早幼粒、中幼粒、晚幼粒、成熟粒细胞，其总的比例常大于10%。

原始粒细胞形态特点：多同M_1型，但其大小异常，形态多变，胞体常有瘤状突起；核可有畸形，如凹陷、折叠、扭曲、肾形核等；胞质量的多少差异较大，常见少量紫红色颗粒，半数患者胞质中可见Auer小体。

图137所示为不同病例的AML-M_{2a}骨髓细胞。

3. 红细胞系统、淋巴细胞系统及巨核细胞系统。

红细胞系统、淋巴细胞系统及巨核细胞系统均明显减少。

4. 骨髓检查报告单。

根据细胞形态学检查结果、外周血常规结果及临床基本资料书写骨髓检查报告单。详情见表3-3。

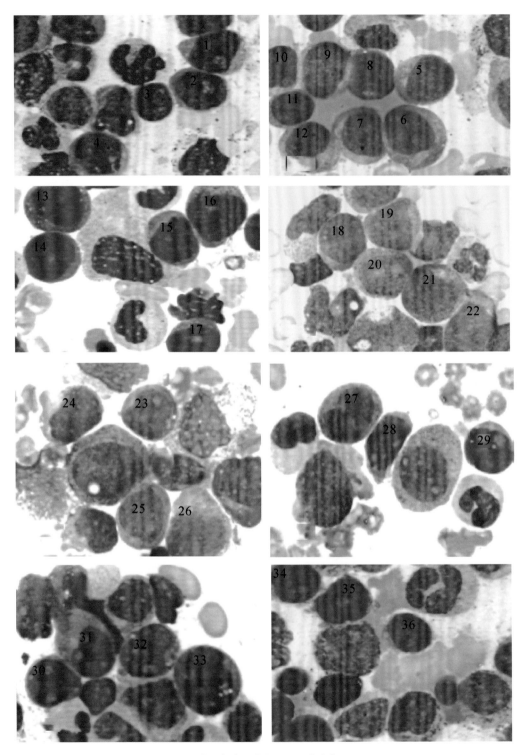

图137　骨髓涂片　瑞氏—姬姆萨染色×1000

AML–M$_{2a}$型：各数字标示的细胞均为原始粒细胞

表3-3 某医院骨髓检查报告单

细胞名称		血片（%）	骨髓正常范围（%）	骨髓结果（%）
粒细胞系统	原始粒细胞		0~1.3	53.0
	早幼粒细胞		0~3.0	0.5
中性 中幼			1.8~12.9	6.0
中性 晚幼			5.5~17.2	8.5
中性 杆状核			11.1~28.9	12.0
中性 分叶核			4.1~21.6	7.5
嗜酸 中幼			0~1.5	
嗜酸 晚幼			0~2.1	2.0
嗜酸 杆状核			0~3.0	
嗜酸 分叶核			0~4.9	
嗜碱 中幼			0~0.1	
嗜碱 晚幼			0~0.1	
嗜碱 杆状核			0~0.2	
嗜碱 分叶核			0~0.6	
红细胞系统	原始红细胞		0~1.1	
	早幼红细胞		0~3.1	0.5
	中幼红细胞		3~16.3	2.5
	晚幼红细胞		2.6~16.6	
淋巴细胞系统	原始淋巴细胞		0~0.0	
	幼稚淋巴细胞		0~0.4	
	成熟淋巴细胞		8.0~29.8	4.5
单核细胞系统	原始单核细胞		0~0.0	
	幼稚单核细胞		0~0.2	
	成熟单核细胞		0~3.2	3.0
浆细胞系统	原始浆细胞		0~0.0	
	幼稚浆细胞		0~0.2	
	成熟浆细胞		0~1.3	
其他细胞	网状细胞		0~0.6	
	内皮细胞		0~0.1	
	吞噬细胞		0~0.6	
	组织嗜碱细胞		0~0.1	
	组织嗜酸细胞		0~0.2	
	脂肪细胞		0~0.1	
	分类不明细胞		0~0.1	
粒细胞：有核红细胞			2~4：1	29.7：1
涂片共数细胞			200	

标本序号 _____4_____

病员姓名 _____郑××_____

性　别 _____男_____

年　龄 _____42_____

院　别 _____××_____

科　室 _____血液科_____

门诊号 _____

住院号 _____××_____

床　号 _____19_____

骨髓象分析

1. 骨髓取材好，涂片好，染色好。

2. 骨髓有核细胞增生明显活跃，粒、红比例明显增高，为29.7：1。

3. 粒细胞系统：占89.5%。比例明显增高，各阶段细胞查见，其中原始粒细胞比例明显增高，占53.0%，形态异常，胞体大小不一，多数较大，呈圆形或椭圆形，核质比大，核呈圆形或椭圆形，少数可见凹陷折叠，核染色质细致，分布均匀平坦如细沙状，核仁清楚。2~5个，胞质量较少，染水彩蓝，部分胞质中可见1根红色的Auer小体，可见Ⅱ型原粒细胞。

4. 红细胞系统：增生受抑，占3.0%，查见中、晚幼红细胞，形态未见明显异常，成熟红细胞未见明显异常。

5. 淋巴细胞：占4.5%，均为成熟淋巴细胞。

6. 巨核细胞系统：全片见巨核细胞2个，散在血小板难见。

诊断意见

目前骨髓符合AL象，细胞形态考虑AML-M_{2n}型，请结合细胞化学染色、基因、流式免疫学分型等检查考虑。

报　告　人 _____××_____

审　核　者 _____××_____

报告日期 _____××_____

【注意事项】

1. 小原粒细胞应与原始淋巴细胞鉴别。

2. WHO分型中推荐将AML的诊断标准改为原始细胞比例≥20%，且如果检测到重现性染色体或融合基因，即使原始细胞<20%，也应诊断为AML。在2016版中WHO还提到，除AML-M$_1$需按NEC计算原始细胞所占百分比外，其余AML亚型的原始细胞百分比不再按NEC计算，而是按ANC计算。例如：AML-M$_{2a}$的WHO分型标准为原始粒细胞占20%～89%。目前临床上已有不少医院在形态学诊断时按此标准执行。

3. 临床上进行诊断时常加做细胞化学染色（如MPO、PAS、NAE），在鉴别困难时可进行细胞免疫学、遗传学及分子生物学检测。

4. 书写骨髓报告时可将粒细胞系统置于首位进行描述，并详细描述原始粒细胞系统比例及形态特征。

实验四　急性早幼粒细胞白血病骨髓象检查

【实验目的】

1. 描述急性早幼粒细胞白血病（acute promyelocytic leukemia，APL）或AML-M$_3$型的骨髓象特点。

2. 能够正确进行AML-M$_3$型骨髓象检查。

3. 能正确识别AML-M$_3$型骨髓中各细胞形态，并能描述异常早幼粒细胞形态特征。

4. 能正确书写AML-M$_3$型骨髓检查报告。

【实验要求】

每人按照骨髓细胞形态学检查进行骨髓象检查，至少分类计数200个有核细胞，并书写实验报告。

【实验器材】

1. AML-M$_3$型骨髓片和血片。

2. 显微镜、香柏油、擦镜纸。

【病例资料】

患者，男性，25岁，头昏、乏力1月余，因鼻、牙龈及皮肤出血，发热3天入院。

体格检查：中度贫血貌，双侧颈部、腋下及颌下触及多个肿大的淋巴结，胸骨压痛明显。血常规提示：WBC 3.1×10^9/L，PLT 64×10^9/L，RBC 2.67×10^{12}/L，Hb 78g/L，MCV、MCH、MCHC正常，白细胞分类：异常早幼粒细胞占75%。

请问：

1. 患者是否患急性早幼粒细胞白血病？

2. 急性早幼粒细胞白血病的骨髓象有何特征？

3. 异常早幼粒细胞形态有何特征？

【实验内容】

按骨髓细胞形态学检查方法进行骨髓细胞形态学检查，其骨髓象特征如下。

1. 骨髓有核细胞。

多数患者骨髓有核细胞增生极度活跃，部分增生明显活跃或活跃，如图138~图140所示。

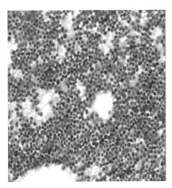
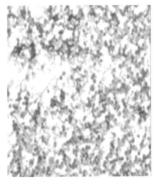
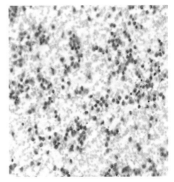

图138　骨髓涂片×100　　　　图139　骨髓涂片×100　　　　图140　骨髓涂片×100
增生极度活跃　　　　　　　　增生明显活跃　　　　　　　　　增生活跃

2. 粒细胞系统。

粒细胞系统以异常早幼粒细胞增高为主，≥20%，可达90%以上，形态异常，胞体大，外形多不规则，胞核畸形明显，可见凹陷折叠，典型者如蝴蝶样核，核染色质细致，核仁1~3个，胞质多，充满较多大小不一的紫红色联苯胺蓝颗粒，可见内、外胞质，内质可见较多颗粒，外质颗粒少，部分胞质中可见Auer小体，甚至数十根似柴捆样排列（柴捆细胞）。根据胞质中颗粒的多少和粗细，将M_3分为M_{3a}、M_{3b}和M_{3v}。

图141所示为骨髓象中异常早幼粒细胞。

3. 红细胞系统、淋巴细胞系统及巨核细胞系统。

红系胞系统、淋巴细胞系统及巨核细胞系统增生受抑制。

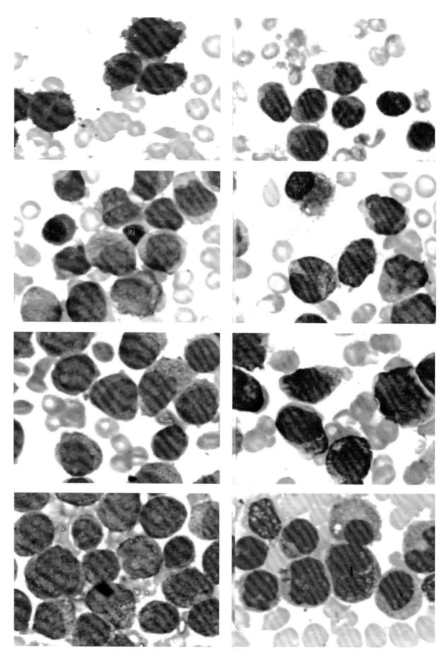

图141 骨髓涂片 瑞氏—姬姆萨染色×1000

AML-M₃型：除各数字标示细胞外的所有细胞均为异常早幼粒细胞

4. 骨髓检查报告单。

根据细胞形态学检查结果、外周血常规检查结果及临床基本资料书写骨髓检查报告单。详情见表3-4。

表3-4 某医院骨髓检查报告单

细胞名称			血片（%）	骨髓	
				正常范围（%）	结果（%）
粒细胞系统	原始粒细胞			0~1.3	3.0
	早幼粒细胞			0~3.0	84.5
	中性	中幼		1.8~12.9	0.5
		晚幼		5.5~17.2	
		杆状核		11.1~28.9	
		分叶核		4.1~21.6	
	嗜酸	中幼		0~1.5	
		晚幼		0~2.1	
		杆状核		0~3.0	
		分叶核		0~4.9	
	嗜碱	中幼		0~0.1	
		晚幼		0~0.1	
		杆状核		0~0.2	
		分叶核		0~0.6	
红细胞系统	原始红细胞			0~1.1	
	早幼红细胞			0~3.1	
	中幼红细胞			3~16.3	1.5
	晚幼红细胞			2.6~16.6	2.0
淋巴细胞系统	原始淋巴细胞			0~0.0	
	幼稚淋巴细胞			0~0.4	
	成熟淋巴细胞			8.0~29.8	8.0
单核细胞系统	原始单核细胞			0~0.0	
	幼稚单核细胞			0~0.2	
	成熟单核细胞			0~3.2	
浆细胞系统	原始浆细胞			0~0.0	
	幼稚浆细胞			0~0.2	
	成熟浆细胞			0~1.3	0.5
其他细胞	网状细胞			0~0.6	
	内皮细胞			0~0.1	
	吞噬细胞			0~0.6	
	组织嗜碱细胞			0~0.1	
	组织嗜酸细胞			0~0.2	
	脂肪细胞			0~0.1	
	分类不明细胞			0~0.1	
粒细胞：有核红细胞				2~4：1	25.1：1
涂片共数细胞				200	

标本序号 _____ 8

病员姓名 _____ 王××

性　　别 _____ 男

年　　龄 _____ 25

院　　别 _____ ××

科　　室 _____ 血液科

门　诊　号 _____

住　院　号 _____ ××

床　　号 _____ 9

骨髓象分析

1. 骨髓取材好，涂片好，染色好。

2. 骨髓有核细胞增生极度活跃，粒、红比例极度增高，为25.1：1。

3. 粒细胞系统：占88.0%。比例明显增高，以异常早幼粒细胞增高为主，占84.5%，形态异常，胞体大，呈圆形、椭圆形或不规则形，核质比大，核呈圆形、椭圆形或凹陷折叠，部分如蝴蝶状，核染色质粗颗粒状，部分核仁清楚，2~5个，胞质量较多，可见内、外胞质，多数胞质中充满了大量紫红色嗜联苯胺蓝颗粒，部分胞质中可见一至数根红色的Auer小体，可见柴捆细胞。

4. 红细胞系统：增生受抑，占3.5%，为中幼红细胞，成熟红细胞未见明显异常。

5. 淋巴细胞：占8.0%，均为成熟淋巴细胞。

6. 巨核细胞系统：全片见巨核细胞2个，散在血小板难见。

诊断意见

目前骨髓象符合急性白血病象，细胞形态考虑AML-M$_3$型，请结合细胞化学染色、流式免疫学分型、PML/RAR$_\alpha$基因等检查考虑。

报　告　人 _____ ××

审　核　者 _____ ××

报告日期 _____ ××

【注意事项】

1. M_{3v}胞浆颗粒细小，细胞核显著变形，似单核细胞，易误诊为AML-M_5型，可以通过细胞化学染色、染色体及融合基因检测加以鉴别。

2. 临床诊断时常加做细胞化学染色（如MPO、PAS、NAE及NaF抑制试验），在鉴别困难时可进行细胞遗传学及分子生物学检查，APL患者可出现t（15；17）及其变异易位亚型，并形成PML/RAR$_\alpha$基因及变异型。

3. WHO分型中已将AML-M_3归入AML伴重现性遗传学异常，推荐将异常早幼粒细胞的百分比由FAB的30%降为20%，且如果检测到t（15；17）及其变异易位亚型或PML/RAR$_\alpha$基因及变异型时，即使异常早幼粒细胞<20%，也应诊断为APL，而2016版WHO分型中APL特指PML/RAR$_\alpha$基因阳性者，部分医院应用MICM及临床资料进行整合诊断，目前此观点已被逐渐采用。

4. 书写骨髓象检查报告时可将粒细胞系统置于首位，并详细描述异常早幼粒细胞比例及形态特征。

实验五　急性粒—单细胞白血病骨髓象检查

【实验目的】

1. 描述急性粒—单细胞白血病（acute myelomonocytic leukemia），即AML-M_4型的骨髓象特点。

2. 能够正确进行AML-M_4型骨髓象检查。

3. 能正确识别AML-M_4型骨髓中各细胞形态，并能描述异常粒细胞、单核细胞形态特征。

4. 能正确书写AML-M_4型骨髓检查报告。

【实验要求】

每人按照骨髓细胞形态学检查进行骨髓象检查，至少分类计数200个有核细胞，并书写实验报告。

【实训器材】

1. AML-M_4型骨髓片。

2. 显微镜、香柏油、擦镜纸。

【病例资料】

患者，女性，54岁，头昏、乏力、心累2月余，发热伴鼻出血5天入院。查体：皮肤黏膜苍白，皮肤散在淤斑、淤点，肝、脾肋下未触及。血常规提示：WBC 54.5×10^9/L，PLT 22×10^9/L，RBC 1.67×10^{12}/L，Hb 58g/L，MCV、MCH、MCHC正常，白细胞分类：原始细胞61%，嗜酸性粒细胞7%。

请问：

1. 患者可能是什么类型的白血病？

2. 如果是AML-M_4型，其骨髓象有何特征？

【实验内容】

按骨髓细胞形态学检查方法进行骨髓细胞形态学检查，其骨髓象特征如下。

1. 骨髓有核细胞。

多数患者骨髓有核细胞增生极度活跃或明显活跃，部分增生活跃。如图142~图144所示。

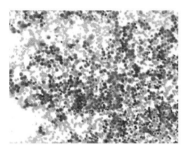 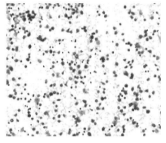 

图142　骨髓涂片×100
增生极度活跃

图143　骨髓涂片×100
增生明显活跃

图144　骨髓涂片×100
增生活跃

2. 粒细胞系统。

根据骨髓中白血病细胞的种类及比例，将AML-M_4分为AML-M_{4a}、AML-M_{4b}、AML-M_{4c}、AML-M_{4Eo}四个亚型，其骨髓象特征分别如图145~图148所示。

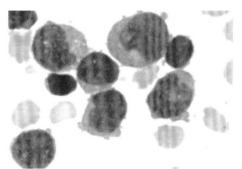 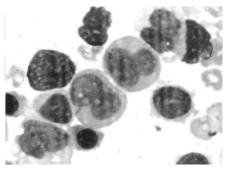

图145　AML-M_{4a}骨髓象
以原始粒细胞及早幼粒细胞增生为主，
原始粒细胞及幼稚单核细胞≥20%

图146　AML-M_{4b}骨髓象
以原始粒细胞及幼稚单核细胞增生为主，
原始粒细胞及早幼粒细胞≥20%

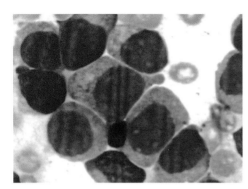
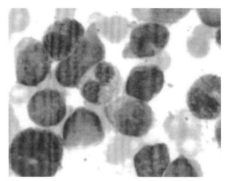

图147　AML-M$_{4c}$骨髓象
具有粒、单二系标记的细胞≥20%

图148　AML-M$_{4Eo}$骨髓象
具有M$_{4a}$、M$_{4b}$、M$_{4c}$中任一型的特征，
且异常嗜酸性粒细胞≥5%

3. 红细胞系统、淋巴细胞系统、巨核细胞系统。

红细胞系统、淋巴细胞系统、巨核细胞系统增生常受抑制。

4. 骨髓检查报告单。

根据细胞形态学检查结果、外周血常规检查结果及临床基本资料书写骨髓检查报告单，详情见表3-5。

【注意事项】

1. AML-M$_4$型的细胞形态学诊断较为困难，诊断时均应加做细胞化学染色（如MPO、PAS、NAE及NaF抑制试验），脂酶双染色及细胞免疫学分型对AML-M$_4$型诊断价值大，细胞遗传学及分子生物学检测对AML-M$_{4Eo}$具有肯定的诊断价值，AML-M$_{4Eo}$者可出现Del（16）、inv（16）或t（16；16），并形成CBFβ-MYH11基因，此亚型在WHO分型中已被归为AML伴重现性遗传学异常。

2. FAB分型中原始粒细胞或原始、幼稚单核细胞比例是占NEC的百分比，而在2016年版WHO中则是占ANC的百分比。

3. 书写骨髓象检查报告时可将粒细胞系统及单核细胞系统置于首位，并详细描述其比例及形态特征。

表3-5 某医院骨髓检查报告单

细胞名称		血片（%）	骨髓	
			正常范围（%）	结果（%）
粒细胞系统	原始粒细胞		0~1.3	20.0
	早幼粒细胞		0~3.0	0..5
	中性 中幼		1.8~12.9	
	中性 晚幼		5.5~17.2	
	中性 杆状核		11.1~28.9	
	中性 分叶核		4.1~21.6	
	嗜酸 中幼		0~1.5	8.0
	嗜酸 晚幼		0~2.1	16.0
	嗜酸 杆状核		0~3.0	6.0
	嗜酸 分叶核		0~4.9	0.5
	嗜碱 中幼		0~0.1	
	嗜碱 晚幼		0~0.1	
	嗜碱 杆状核		0~0.2	
	嗜碱 分叶核		0~0.6	
红细胞系统	原始红细胞		0~1.1	
	早幼红细胞		0~3.1	
	中幼红细胞		3~16.3	1.5
	晚幼红细胞		2.6~16.6	1.0
淋巴细胞系统	原始淋巴细胞		0~0.0	
	幼稚淋巴细胞		0~0.4	
	成熟淋巴细胞		8.0~29.8	4.0
单核细胞系统	原始单核细胞		0~0.0	21.0
	幼稚单核细胞		0~0.2	3.0
	成熟单核细胞		0~3.2	
浆细胞系统	原始浆细胞		0~0.0	
	幼稚浆细胞		0~0.2	
	成熟浆细胞		0~1.3	0.5
其他细胞	网状细胞		0~0.6	
	内皮细胞		0~0.1	
	吞噬细胞		0~0.6	
	组织嗜碱细胞		0~0.1	
	组织嗜酸细胞		0~0.2	
	脂肪细胞		0~0.1	
	分类不明细胞		0~0.1	
粒细胞：有核红细胞			2~4：1	27.8：1
涂片共数细胞			200	

标本序号 _____4_____
病员姓名 _____邓×_____
性　　别 _____女_____
年　　龄 _____54_____
院　　别 _____××_____
科　　室 ____血液科____
门　诊　号 _____
住　院　号 _____××_____
床　　号 _____15_____

骨髓象分析

1. 骨髓取材好，涂片好，染色好。

2. 骨髓有核细胞增生明显活跃，粒、红比例明显增高，为27.8：1。

3. 粒细胞系统：占69.5%，其中原始粒细胞比例明显增高，占39.0%，胞体较大，圆形或椭圆形，核浆比大，核圆形椭圆形，核染色质细致均匀如沙状感，核仁清楚，2~5个，胞质量较少，染蓝色。嗜酸性粒细胞比例明显增高，占30.50%，多为异常嗜酸性粒细胞，胞质中除嗜酸性颗粒外，还有较多深染似嗜碱性的颗粒。

4. 单核细胞系统：占24.0%，比例明显增高，以原始及幼稚单核细胞为主，占24.0%，胞体大，圆形、椭圆形或不规则形，核质比大，圆形、椭圆形或凹陷折叠形，原始单核细胞核染色质细致疏松如细网状，核仁清楚，1~3个，胞质量较原始粒细胞多，染灰蓝色。

5. 红细胞系统：增生受抑，占2.5%，查见中、晚幼红细胞，形态未见明显异常，成熟红细胞未见明显异常。

6. 淋巴细胞：占4.0%，均为成熟淋巴细胞。

7. 巨核细胞：全片未见巨核细胞，散在血小板难见。

诊断意见

目前骨髓象符合急性白血病象，细胞形态态考虑AML-M$_{4E_o}$型，请结合细胞化学染色、流式免疫学分型等检查考虑。

报　告　人 _____××_____
审　核　者 _____××_____
报告日期 _____××_____

实验六 急性单核细胞白血病骨髓象检查

【实验目的】

1. 描述急性单核细胞白血病（acute monocytic leukemia）即AML-M$_5$型的骨髓象特点。

2. 能够正确进行AML-M$_5$型骨髓象检查。

3. 能正确识别AML-M$_5$型骨髓中各细胞形态，并能描述原始单核及幼稚单核细胞形态特征。

4. 能正确书写AML-M$_5$型骨髓检查报告。

【实验要求】

每人按照骨髓细胞形态学检查进行骨髓象检查，至少分类计数200个有核细胞，并书写实验报告。

【实验器材】

1. AML-M$_5$型骨髓片及血涂片。

2. 显微镜、香柏油、擦镜纸。

【病例资料】

患者，女性，37岁，头昏、乏力、心累、牙龈肿胀2月，阴道大出血4天入院，查体：皮肤黏膜苍白，散在弥散性丘疹及淤点，全身浅表淋巴结肿大，巨脾。血常规提示：WBC 5.2×10^9/L，PLT 21×10^9/L，RBC 2.56×10^{12}/L，Hb 78g/L，MCV、MCH、MCHC正常。白细胞分类：原始细胞74%，幼稚细胞11%，晚幼红细胞2%。

请问：

1. 该患者可能是AML-M$_5$型吗？

2. 如果是AML-M$_5$型，其骨髓象有何特征？异常细胞形态有何特征？

【实验内容】

按骨髓细胞形态学检查方法进行骨髓细胞形态学检查，AML-M$_5$型骨髓象特征如下：

1. 骨髓有核细胞。

多数患者骨髓有核细胞增生极度活跃或明显活跃，部分可增生活跃。如图149～图151所示。

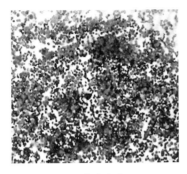

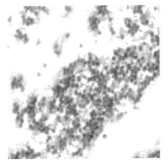

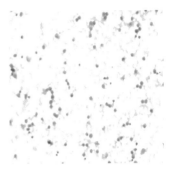

图149 骨髓涂片×100
增生极度活跃

图150 骨髓涂片×100
增生明显活跃

图151 骨髓涂片×100
增生活跃

2. 单核细胞系统。

单核细胞系统比例增高，以原始及幼稚单核细胞为主，≥20%，形态异常：①胞体：较大，形态多变；②胞核：较大，核形不规则，可呈马蹄形、肾形、凹陷折叠或不规则形，染色质细致疏松如细丝网状，核仁大而清楚，1～3个；③胞质：量多，常有明显伪足，染灰蓝色，部分可见少量紫红色颗粒，部分可见Auer小体，部分胞质可见空泡。根据原始单核细胞数量的多少又分为AML-M$_{5a}$和AML-M$_{5b}$。

AML-M$_{5a}$：原始单核细胞≥80%。

AML-M$_{5b}$：原始单核细胞20%～79%。

图152-1、图152-2所示为AML-M$_{5a}$骨髓细胞。

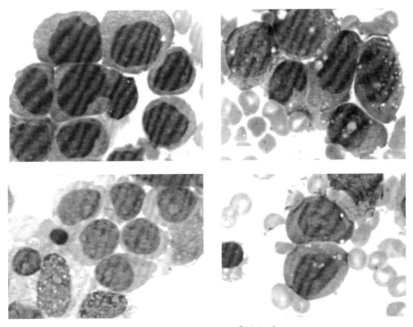

图152-1 AML-M$_{5a}$骨髓细胞

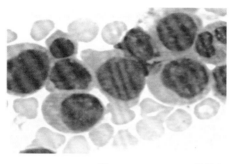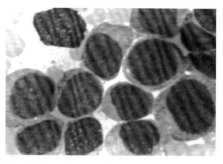

图152-2　AML-M$_{5a}$骨髓细胞（原始单核细胞≥80%）

图153所示为AML-M$_{5b}$骨髓细胞。

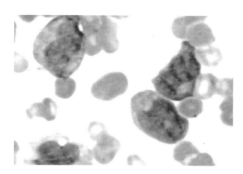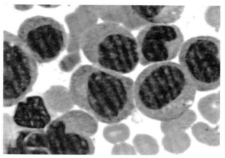

图153　AML-M$_{5b}$骨髓细胞（原始单细胞≥20%~79%，但<80%）

3. 粒细胞系统、红细胞系统，淋巴细胞系统及巨核细胞系统。

粒细胞系统、红细胞系统、淋巴细胞系统及巨核细胞系统减少。

4. 骨髓检查报告单。

根据细胞形态学检查结果、外周血常规结果及临床基本资料书写骨髓检查报告单。详情见表3-6。

【注意事项】

1. 根据原始单核细胞的数量，AML-M$_5$型可分为M$_{5a}$和M$_{5b}$两个亚型：

AML-M$_{5a}$：WHO分型中称为急性原始单核细胞白血病，以原始单核细胞为主，≥80%，幼稚单核细胞较少。

AML-M$_{5b}$：WHO分型中又称为急性单核细胞白血病，原始单核、幼稚单核、单核细胞均可见，其中原始单核细胞>20%但<80%。

2. 临床在进行诊断时常加做细胞化学染色（如MPO、α-NAE及NaF抑制试验），并结合免疫学分型、细胞遗传学及分子生物学分型进行诊断。

3. FAB分型中，原始粒细胞或原始、幼稚单核细胞比例是占NEC的百分比，而在2016年版WHO分型中则是占ANC的百分比。

4. 书写骨髓报告时可将单核细胞系统置于首位，并详细描述异常单核细胞的比例及形态特征。

表3-6　某医院骨髓检查报告单

细胞名称		血片（%）	骨髓 正常范围（%）	骨髓 结果（%）
粒细胞系统	原始粒细胞		0~1.3	
	早幼粒细胞		0~3.0	
中性	中幼		1.8~12.9	0.5
	晚幼		5.5~17.2	1.5
	杆状核		11.1~28.9	1.5
	分叶核		4.1~21.6	3.0
嗜酸	中幼		0~1.5	
	晚幼		0~2.1	
	杆状核		0~3.0	
	分叶核		0~4.9	
嗜碱	中幼		0~0.1	
	晚幼		0~0.1	
	杆状核		0~0.2	
	分叶核		0~0.6	
红细胞系统	原始红细胞		0~1.1	
	早幼红细胞		0~3.1	
	中幼红细胞		3~16.3	0.5
	晚幼红细胞		2.6~16.6	1.0
淋巴细胞系统	原始淋巴细胞		0~0.0	
	幼稚淋巴细胞		0~0.4	
	成熟淋巴细胞		8.0~29.8	2.5
单核细胞系统	原始单核细胞		0~0.0	89.5
	幼稚单核细胞		0~0.2	
	成熟单核细胞		0~3.2	
浆细胞系统	原始浆细胞		0~0.0	
	幼稚浆细胞		0~0.2	
	成熟浆细胞		0~1.3	
其他细胞	网状细胞		0~0.6	
	内皮细胞		0~0.1	
	吞噬细胞		0~0.6	
	组织嗜碱细胞		0~0.1	
	组织嗜酸细胞		0~0.2	
	脂肪细胞		0~0.1	
	分类不明细胞		0~0.1	
粒细胞：有核红细胞			2~4：1	4.33：1
涂片共数细胞			200	

标本序号　　3
分类编号　　病例1
病员姓名　　石××
性　　别　　女
年　　龄　　37
院　　别　　××
科　　室　　血液科
门诊号
住院号　　××
床　　号　　31

骨髓象分析

1. 骨髓取材好，涂片好，染色好。
2. 骨髓有核细胞增生极度活跃，粒、红比例略增高，为4.33:1。
3. 单核细胞系统：占89.5%。比例极度增高，均为原始单核细胞。形态异常，胞体大，圆形、椭圆形或不规则形，核质比大，圆形、椭圆形或凹陷折叠形，核染色质细致疏松如细网状。核仁大而清楚，1~3个，胞质量较原粒多，染灰蓝色，不透明，部分胞质中可见少量紫红色天青颗粒，部分可见1~2根红色的Auer小体。
4. 粒细胞系统：增生受抑，占6.5%，中幼粒及以下阶段细胞查见，形态未见明显异常。
5. 红细胞系统：增生受抑，占1.5%，为中幼红细胞，成熟红细胞未见明显异常。
6. 淋巴细胞：占2.5%，均为成熟淋巴细胞。
7. 巨核细胞系统：全片未见巨核细胞，散在血小板难见。

诊断意见

目前骨髓象符合急性白血病象，细胞形态考虑AML-M$_{5a}$型，请结合细胞化学染色、流式免疫学分型等检查考虑。

报　告　人　　××
审　核　者　　××
报告日期　　××

实验七　急性红白血病骨髓象检查

【实验目的】

1. 能描述急性红白血病（acute erythroleukemia）即AML-M$_6$型的骨髓象特点。

2. 能够正确进行AML-M$_6$型骨髓象检查。

3. 能正确识别AML-M$_6$型骨髓中各细胞形态，并能描述原始白细胞及红细胞系统异常形态改变特征。

4. 能正确书写AML-M$_6$型骨髓检查报告。

【实验要求】

每人按照骨髓细胞形态学检查进行骨髓象检查，至少分类计数200个有核细胞，并书写实验报告。

【实验器材】

1. AML-M$_6$型骨髓片。

2. 显微镜、香柏油、拭镜纸。

【病例资料】

患者，女性，20岁，头昏、乏力、高热5天入院。查体：轻度贫血貌，皮肤有散在出血点，颈部及腋下扪及肿大的淋巴结，肝、脾肋下可触及肿大，胸骨压痛明显。血常规提示：WBC 2.5×10^9/L，PLT 32×10^9/L，RBC 1.89×10^{12}/L，Hb 57g/L，MCV、MCH、MCHC正常，白细胞分类：原始细胞21%，幼稚红细胞14%。

请问：

1. 该患者是AML-M$_6$型吗？

2. 如果是AML-M$_6$型，其骨髓象有何特征性改变？

【实验内容】

按骨髓细胞形态学检查方法进行骨髓细胞形态学检查，红白血病骨髓象特征如下。

1. 骨髓有核细胞。

多数患者骨髓有核细胞增生极度活跃或明显活跃，部分可增生活跃。如图154～图156所示。

2. 白细胞异常。

FAB分型中AML-M$_6$型包括红血病和红白血病两个亚型，当为红白血病时伴有白细胞的恶性增生，其增生的白细胞既可是粒细胞系统，也可是单核细胞系统。

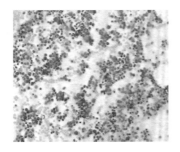
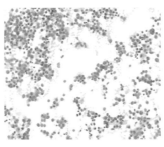
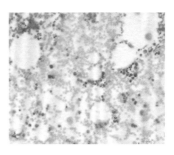

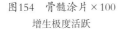

图154　骨髓涂片×100　　　　图155　骨髓涂片×100　　　　图156　骨髓涂片×100
　　增生极度活跃　　　　　　　　增生明显活跃　　　　　　　　　增生活跃

（1）当伴随的异常白细胞是粒细胞系统的恶性增生：以原始粒细胞增高为主，≥30%（NEC，FAB），并伴有形态异常，除具有原始粒细胞特征外，部分原始细胞可见Auer小体、巨幼样改变等异常。如图157所示。

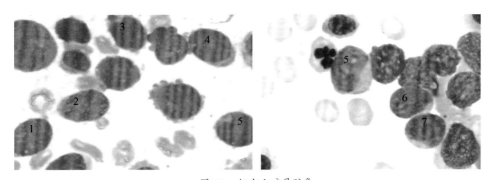

图157　红白血病骨髓象
图中各数字所示细胞均为原始粒细胞

（2）当伴随的异常白细胞是单核细胞系统的恶性增生：以原始及幼稚单核细胞增高为主，≥30%（NEC，FAB），并伴有形态异常。如图158所示。

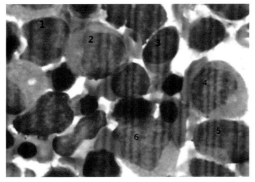
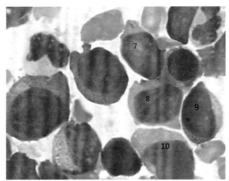

图158　红白血病骨髓象
图中各数字所示细胞均为原始及幼稚单核细胞

4. 红细胞系统。

红细胞系统比例明显增高，≥50%，多以中幼、晚幼红细胞为主，原始及早幼红细胞次之，部分病例可以表现为原始及早幼红细胞为主，中幼、晚幼红细胞次之；如患者为纯红白血病，则红系比例≥80%，且原始红细胞≥30%。各阶段细胞均可见病态改变，如核分叶、核碎裂、多核、巨幼样变等。

病态改变的红细胞如图159所示。

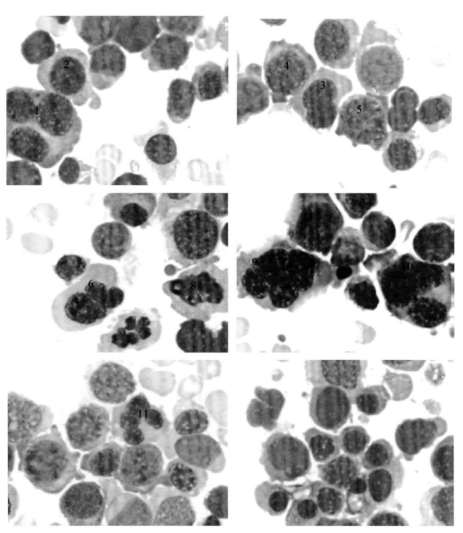

图159 红白血病骨髓象

图中各数字所示细胞均为病态改变的红系细胞

5. 骨髓检查报告单。

根据细胞形态学检查结果、外周血常规结果及临床基本资料书写骨髓检查报告单，详情见表3-7。

表3-7　某医院骨髓检查报告单

细胞名称			血片（%）	骨髓	
				正常范围（%）	结果（%）
粒细胞系统		原始粒细胞		0~1.3	
		早幼粒细胞		0~3.0	1.5
	中性	中幼		1.8~12.9	1.0
		晚幼		5.5~17.2	1.0
		杆状核		11.1~28.9	0.5
		分叶核		4.1~21.6	
	嗜酸	中幼		0~1.5	
		晚幼		0~2.1	
		杆状核		0~3.0	
		分叶核		0~4.9	
	嗜碱	中幼		0~0.1	
		晚幼		0~0.1	
		杆状核		0~0.2	
		分叶核		0~0.6	
红细胞系统		原始红细胞		0~1.1	34.5
		早幼红细胞		0~3.1	8.5
		中幼红细胞		3~16.3	35.0
		晚幼红细胞		2.6~16.6	17.0
淋巴细胞系统		原始淋巴细胞		0~0.0	
		幼稚淋巴细胞		0~0.4	
		成熟淋巴细胞		8.0~29.8	0.5
单核细胞系统		原始单核细胞		0~0.0	
		幼稚单核细胞		0~0.2	
		成熟单核细胞		0~3.2	0.5
浆细胞系统		原始浆细胞		0~0.0	
		幼稚浆细胞		0~0.2	
		成熟浆细胞		0~1.3	
其他细胞		网状细胞		0~0.6	
		内皮细胞		0~0.1	
		吞噬细胞		0~0.6	
		组织嗜碱细胞		0~0.1	
		组织嗜酸细胞		0~0.2	
		脂肪细胞		0~0.1	
		分类不明细胞		0~0.1	
粒细胞：有核红细胞				2~4：1	0.04：1
涂片共数细胞				200	

标本序号　7
分类编号　病例7
病员姓名　邹××
性　别　女
年　龄　20
科　室　血液科
床　号　23
门诊号
住院号　××

骨髓象分析

1. 骨髓取材、涂片、染色良好。
2. 骨髓有核细胞增生明显活跃，粒、红比例倒置，为0.04：1。
3. 红细胞系统：占95.0%，各阶段细胞均可查见，比例极度增高，其中原始红细胞比例明显增高，占34.5%。各阶段红细胞病态改变明显，表现为巨幼样变、核分叶、核出芽、核碎裂、双核、三核、四核等巨大多核幼稚红细胞，成熟红细胞大小不一，大红细胞多见。
4. 粒细胞系：增生受抑，占4.0%，查见早幼粒至杆状细胞，形态未见明显异常。
5. 淋巴细胞：占0.5%，均为成熟淋巴细胞。
6. 巨核细胞系统：全片见巨核细胞2个，散在血小板难见。

诊断意见

目前骨髓象考虑AML-M6型（纯红白血病），请结合PAS染色及临床考虑。

报告人　××
审核者　××
报告日期　××

【注意事项】

1. 红细胞系统的形态改变有利于本病的诊断。

2. FAB分型中M₆分为2个亚型，即红血病、红白血病。

红血病：主要是红系的恶性增生，常≥80%，可见各阶段红细胞，且原始红细胞≥30%，并伴有形态异常。此型在临床上较少见，诊断时应注意与巨幼红细胞贫血进行鉴别。

红白血病：红系、白细胞系同时恶性增生，有核红细胞比例≥50%，原始粒细胞或原始、幼稚单核细胞比例≥30%（NEC）。

3. 2016版的WHO分型已将AML-M₆型更名为纯红细胞白血病，并规定有核红细胞≥80%，其中原始红细胞≥30%；并将2008版AML-M₆型中的有核红细胞≥50%而原始粒细胞或原始、幼稚单核细胞比例≥20%（NEC）的红白血病归入其他相应类型AML或MDS，且原始白细胞的百分比不再按NEC来计算，而是按ANC计算。

4. PAS染色：红细胞系统阳性有利于该病的诊断。

实验八　慢性粒细胞白血病骨髓象检查

【实验目的】

1. 能描述慢性粒细胞白血病（chronic myeloid leukemia，CML）慢性期的骨髓象特点。

2. 能够正确进行CML慢性期骨髓象检查。

3. 能正确识别CML慢性期骨髓中各细胞形态。

4. 能正确书写CML慢性期骨髓检查报告。

【实验要求】

每人按照骨髓细胞形态学检查进行骨髓象检查，至少分类计数200个有核细胞，并书写实验报告。

【实验器材】

1. CML慢性期骨髓片和血片。

2. 显微镜、香柏油、拭镜纸等。

【病例资料】

患者，女性，31岁，因腹胀、腹部包块就诊。查体：一般情况正常，无浅表淋巴结肿大，肝肋下未触及，巨脾。血常规示：WBC 89.1×10⁹/L，PLT 256×10⁹/L，RBC 3.89×10¹²/L，Hb 131g/L，MCV、MCH、MCHC正常，白细胞分类：原始细胞1%，早幼粒细胞2%，中幼粒细胞20%，晚幼粒细胞27%，中性杆状细胞21%，中性分叶细胞13%，嗜酸性粒细胞6%，嗜碱性粒细胞4%。临床怀疑CML而进一步行骨髓检查。

请问：

1. 典型CML患者临床有何表现？

2. CML慢性期的血常规有何异常改变？

3. CML慢性期的骨髓象有何特征？

【实验内容】

按骨髓细胞形态学检查方法进行骨髓细胞形态学检查，CML慢性期骨髓象特征如下：

1. 骨髓有核细胞。

患者骨髓有核细胞增生明显活跃或极度活跃，粒红比例明显增高，可达10～50:1。如图160和图161所示。

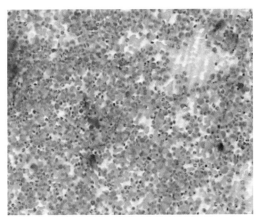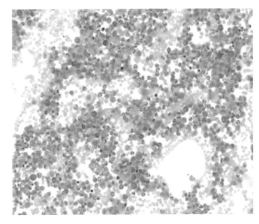

图160 骨髓涂片×100
增生极度活跃

图161 骨髓涂片×100
增生明显活跃

2. 粒细胞系统。

粒细胞系比例极度增高，以中性中幼粒、晚幼粒及杆状核粒细胞、分叶核粒细胞增高为主，原始粒细胞及早幼粒细胞易见，但原始粒细胞≤10%或原始粒细胞+早幼粒细胞≤15%，嗜酸及嗜碱性粒细胞明显增多。部分粒细胞常有形态异常、核质发育失衡等改变。图162所示为CML慢性期患者骨髓细胞。

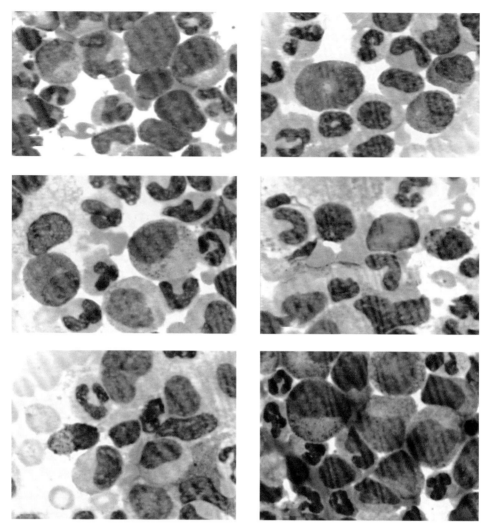

图162　CML慢性期骨髓象
以中性中幼粒细胞及以下阶段细胞增生为主，嗜酸性及嗜碱性粒细胞易见

3. 红细胞系统。

红细胞系统早期增生，晚期受抑。

4. 巨核细胞。

巨核细胞数正常或增多，以体积小的巨核细胞为主。

5. 淋巴细胞。

淋巴细胞减少。

6. 骨髓检查报单。

根据骨髓细胞形态学检查结果、病例中外周血常规结果及临床资料书写骨髓检查报告单，详情见表3–7。

表3-7 某医院骨髓检查报告单

细胞名称			血片（%）	骨髓 正常范围（%）	骨髓 结果（%）
粒细胞系统		原始粒细胞		0~1.3	1.5
		早幼粒细胞		0~3.0	2.5
	中性	中幼粒		1.8~12.9	27.0
		晚幼粒		5.5~17.2	17.0
		杆状核		11.1~28.9	25.0
		分叶核		4.1~21.6	15.5
	嗜酸	中幼		0~1.5	1.5
		晚幼		0~2.1	1.0
		杆状核		0~3.0	0.5
		分叶核		0~4.9	1.0
	嗜碱	中幼		0~0.1	
		晚幼		0~0.1	1.0
		杆状核		0~0.2	0.5
		分叶核		0~0.6	
红细胞系统		原始红细胞		0~1.1	0.5
		早幼红细胞		0~3.1	0.5
		中幼红细胞		3~16.3	1.5
		晚幼红细胞		2.6~16.6	0.5
淋巴细胞系统		原始淋巴细胞		0~0.0	
		幼稚淋巴细胞		0~0.4	
		成熟淋巴细胞		8.0~29.8	2.0
单核细胞系统		原始单核细胞		0~0.0	
		幼稚单核细胞		0~0.2	
		成熟单核细胞		0~3.2	
浆细胞系统		原始浆细胞		0~0.0	
		幼稚浆细胞		0~0.2	
		成熟浆细胞		0~1.3	
其他细胞		网状细胞		0~0.6	
		内皮细胞		0~0.1	
		吞噬细胞		0~0.6	
		组织嗜碱细胞		0~0.1	
		组织嗜酸细胞		0~0.2	
		脂肪细胞		0~0.1	
		分类不明细胞		0~0.1	
粒细胞：有核红细胞				2~4：1	31.7：1
涂片共数细胞				200	

标本序号 ___2___

病员姓名 ___王××___

性　别 ___女___

年　龄 ___31___

院　别 ___××___

科　室 ___血液科___

门诊号 _____

住院号 ___××___

床　号 ___8___

骨髓象分析

1. 骨髓取材好，涂片好，染色好。

2. 骨髓有核细胞增生极度活跃，粒、红比例极度增高，为31.7：1。

3. 粒细胞系统：占94.5%，比例极度增高，各阶段细胞查见，以中性中幼粒、晚幼粒、杆状核及分叶核粒细胞为主，部分细胞有核质发育失衡改变，嗜酸性粒细胞、嗜碱性粒细胞易见。

4. 红细胞系统：增生受抑，占3.0%，各阶段细胞查见，形态未见明显异常，成熟红细胞未见明显异常。

5. 淋巴细胞：占2.0%，均为成熟淋巴细胞。

6. 巨核细胞系统：全片见巨核细胞85个，散在、成堆血小板易见。

诊断意见

目前骨髓象符合慢性粒细胞白血病象，请结合NAP染色、Ph染色体或BCR/ABL基因检测等考虑。

报　告　人 ___××___

审　核　者 ___××___

报告日期 ___××___

【注意事项】

1. CML根据病程进展分为慢性期、加速期和急变期，诊断时应根据各期标准进行分期，诊断为急变期者还应按MICM分型来确定其急变类型。

2. 临诊上进行CML（慢性期）诊断时应与感染或类白血病反应相鉴别，可进行中性粒细胞碱性磷酸酶（NAP）染色，CML的NAP阳性率和积分均明显降低，甚至为0，而感染和类白血病反应的NAP阳性率和积分均明显增高。

3. 细胞遗传学及分子生物学检测对CML诊断价值很大，90%以上患者会出现Ph染色体及BCR/ABL融合基因。

4. 书写骨髓报告时可将粒细胞系统置于首位进行描述，并详细描述白血病细胞的比例及形态特征。

实验九 慢性淋巴细胞白血病骨髓象检查

【实验目的】

1. 能描述慢性淋巴细胞白血病（chronic lymphocytic leukemia，CLL）的骨髓象特点。

2. 能够正确进行CLL骨髓象检查。

3. 能正确识别CLL外周血和骨髓中各细胞形态。

4. 能正确书写CLL骨髓检查报告。

【实验要求】

每人按照骨髓细胞形态学检查进行骨髓象检查，至少分类计数200个有核细胞，并书写实验报告。

【实验器材】

1. CLL骨髓片和血片

2. 显微镜、香柏油、拭镜纸。

【病例资料】

患者，男性，69岁，因乏力、低热半年，全身浅表多处淋巴结肿大入院就诊。查体：肿大淋巴结质软、互不粘连、可移动，最大者直径约2 cm，脾肿大明显。血常规提示：WBC 34.2×10^9/L，PLT 216×10^9/L，RBC 3.29×10^{12}/L，Hb 108g/L，白细胞分类：原始细胞1%，幼稚细胞1%，淋巴细胞68%，中性分叶细胞30%。

请问：

1. 该患者是CLL吗？有何临床特征？

2. 如果是CLL，外周血结果有何改变？骨髓象有何特征？

【实验内容】

按骨髓细胞形态学检查方法进行骨髓细胞形态学检查，CLL骨髓象特征如下。

1. 骨髓有核细胞。

患者骨髓有核细胞可增生活跃、明显活跃或极度活跃。如图163至图165所示。

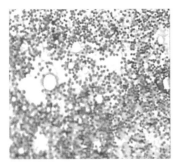  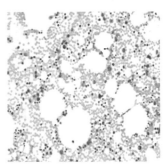

图163　骨髓涂片×100　　　图164　骨髓涂片×100　　　图165　骨髓涂片×100
　　　增生极度活跃　　　　　　　　增生明显活跃　　　　　　　　增生活跃

2. 淋巴细胞。

淋巴细胞比例明显增高，以类似成熟的小淋巴细胞增生为主，占40%以上，甚至可高达90%，细胞体积小、染色质浓集，无核仁、胞质量少、核质比高，其形态与成熟小淋巴细胞常难于区别；原始淋巴细胞和幼稚淋巴细胞较少，常小于5.0%，易见蓝状细胞。

3. 粒细胞系统、红细胞系统、巨核细胞。

粒细胞系统和红细胞系统常减少，巨核细胞可正常或减少。

图166-1、图166-2所示为各病例骨髓细胞。

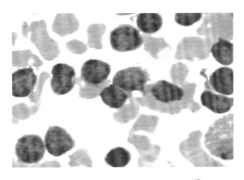 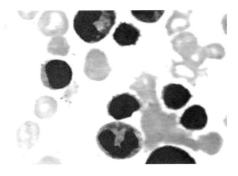

图166-1　CLL骨髓象
以成熟小淋巴细胞增生为主

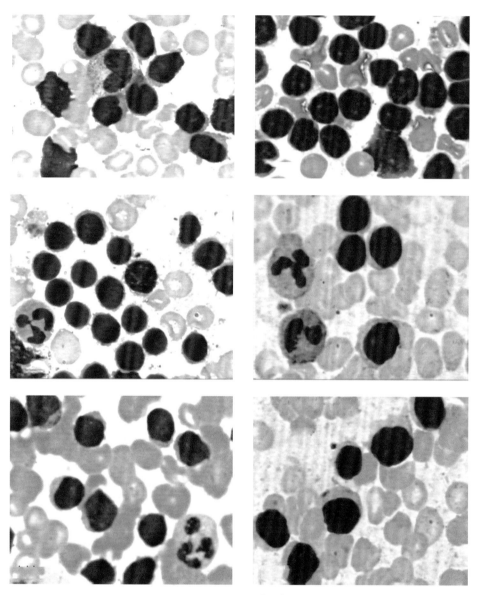

图166-2　CLL骨髓象

以成熟的小淋巴细胞增生为主

4. 骨髓检查报告单。

根据骨髓细胞形态学检查结果、病例中外周血常规结果及临床资料书写骨髓检查报告单，详情见表3-8。

表3-8 某医院骨髓检查报告单

细胞名称			血片（%）	骨髓	
				正常范围（%）	结果（%）
粒细胞系统		原始粒细胞		0~1.26	
		早幼粒细胞		0~2.89	2.0
	中性	中幼		1.78~12.9	6.0
		晚幼		5.5~17.2	8.0
		杆状核		11.1~28.9	9.5
		分叶核		4.1~21.6	4.5
	嗜酸	中幼		0~1.5	
		晚幼		0~2.1	
		杆状核		0~3.0	
		分叶核		0~4.9	
	嗜碱	中幼		0~0.1	
		晚幼		0~0.1	
		杆状核		0~0.2	
		分叶核		0~0.6	
红细胞系统		原始红细胞		0~1.1	
		早幼红细胞		0~3.1	0.5
		中幼红细胞		3~16.3	3.5
		晚幼红细胞		2.6~16.6	5.0
淋巴细胞系统		原始淋巴细胞		0~0.0	0.5
		幼稚淋巴细胞		0~0.38	1.0
		成熟淋巴细胞		8.0~29.8	59.0
单核细胞系统		原始单核细胞		0~0.0	
		幼稚单核细胞		0~0.2	
		成熟单核细胞		0~3.2	
浆细胞系统		原始浆细胞		0~0.0	
		幼稚浆细胞		0~0.2	
		成熟浆细胞		0~1.3	0.5
其他细胞		网状细胞		0~0.6	
		内皮细胞		0~0.1	
		吞噬细胞		0~0.6	
		组织嗜碱细胞		0~0.1	
		组织嗜酸细胞		0~0.2	
		脂肪细胞		0~0.1	
		分类不明细胞		0~0.1	
粒细胞：有核红细胞				2~4：1	3.33：1
涂片共数细胞				200	

标本序号 ___1___

病员姓名 ___黄××___

性　别 ___男___

年　龄 ___69___

院　别 ___××___

科　室 ___呼吸科___

门诊号 _____

住院号 ___××___

床　号 ___65___

骨髓象分析

1. 骨髓取材、涂片、染色良好。

2. 骨髓有核细胞增生明显活跃，粒、红比例正常，为3.33：1。

3. 淋巴细胞系统：占60.5%，比例明显增高，各阶段细胞查见，其中原始及幼稚淋巴细胞少见，分别占0.5%及1.0%，以成熟淋巴细胞增生为主，细胞可见大小不一，多数较小，部分染色质较正常成熟淋巴细胞细致。

4. 粒细胞系统：占30.0%，比例降低，查见早幼粒及以下各阶段细胞，形态未见明显异常。

5. 红细胞系统：占9.0%，早幼红细胞及以下阶段细胞查见，形态未见明显异常，成熟红细胞未见明显异常。

6. 巨核细胞系统：全片见巨核细胞21个，散在、成堆血小板常见。

诊断意见

目前骨髓符合慢性淋巴增殖性疾病（以小细胞为主），倾向于慢性淋巴细胞白血病，请结合流式免疫表型检查及临床考虑。

报告人 ___××___

审核者 ___××___

报告日期 ___××___

【注意事项】

1. CLL的淋巴细胞在形态上颇似正常淋巴细胞，形态难以鉴别，诊断时以外周血白细胞总数增高、淋巴细胞≥50%及骨髓中淋巴细胞≥40%为主要依据。免疫学分型对其诊断具有十分重要的价值。

2. WHO分型认为CLL和小淋巴细胞淋巴瘤（small lymphocytic lymphoma，SLL）被认为是同一生物学实体的不同形式，无本质区别，并将其命名为"成熟B细胞肿瘤CLL/SLL"，CLL是成熟的小淋巴细胞侵袭外周血、骨髓、淋巴结和脾等淋巴组织，SLL则是小淋巴细胞在淋巴结、脾等淋巴组织浸润但未累及外周血和骨髓。

3. CLL与其他形态类似的淋巴瘤（如套细胞淋巴瘤、边缘带淋巴瘤等）鉴别也较困难，临床上常结合免疫学分型、活检等进行鉴别诊断。

4. 诊断CLL时还应与传染性单核细胞增多症、百日咳等感染性疾病相鉴别，并可结合血常规、EBV抗体检查结果及患者临床表现等进行鉴别。

实验十　多发性骨髓瘤骨髓象检查

【实验目的】

1. 能描述多发性骨髓瘤（multiple myeloma，MM）的骨髓象特点。

2. 能够正确进行MM骨髓象检查。

3. 能正确识别MM骨髓中各细胞形态。

4. 能正确书写MM骨髓检查报告。

【实验要求】

每人按照骨髓细胞形态学检查进行骨髓象检查，至少分类计数200个有核细胞，并书写实验报告。

【实验器材】

1. MM骨髓片。

2. 显微镜、香柏油、拭镜纸。

【病例资料】

患者，男性，71岁，因头昏、乏力、腰骶部疼痛半年就诊。体格检查：贫血貌，浅表淋巴结无肿大，肝、脾肋下未触及。血常规提示：WBC 5.2×10^9/L，PLT 86×10^9/L，RBC 2.65×10^{12}/L，Hb 89g/L，白细胞分类正常，成熟红细胞缗钱状排列明显；X线摄影提示：腰骶骨质破坏；血液生化提示: 总蛋白 118 g/L, 球蛋白 89 g/L, BUN 12.9mmol/L, Cr 284μmol/L, Ca^{2+} 2.86 mmol/L; 蛋白电泳提示: M蛋白; 尿常规提示: 尿蛋白(++)。

请问:

1. 该患者的临床表现及上述实验室检查结果支持多发性骨髓瘤吗?

2. 如果进行骨髓细胞形态学检查, 其骨髓可能有什么特征性改变? 怎样识别骨髓瘤细胞?

【实验内容】

按骨髓细胞形态学检查方法进行骨髓细胞形态学检查, MM骨髓象特征如下。

1. 骨髓有核细胞。

患者骨髓有核细胞增生可明显活跃或活跃, 取材不好者可见增生低下。如图167和图168所示。

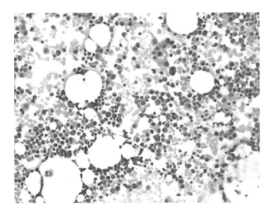
图167　骨髓涂片×100
增生明显活跃

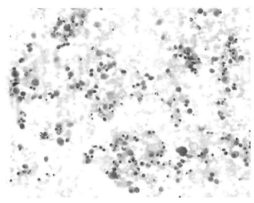
图168　骨髓涂片×100
增生活跃

2. 浆细胞系统。

浆细胞系统比例明显增高, 其中瘤细胞（即异常浆细胞）占有核细胞总数常超过10%, 可多达80%。形态异常, 典型瘤细胞较成熟浆细胞大, 直径多为30～50μm, 细胞外形不规则, 可有伪足, 核圆形或椭圆形, 核偏位, 染色质疏松, 排列紊乱, 可有1～2个大而清楚的核仁, 胞质量丰富, 呈灰蓝色或火焰状不透明, 常含有空泡或少量紫红色嗜联苯胺蓝（嗜天青）颗粒, 部分瘤细胞含嗜酸棒状包涵体（Russel小体）或大量空泡（桑葚细胞）或排列似葡萄状的浅蓝色空泡（葡萄状细胞）, 部分病例瘤细胞可见Dutch小体, 也可见双核、三核、四核等多核浆细胞。

图169所示为各病例的骨髓细胞。

3. 红细胞系统。

红细胞系统所占比例可不同程度降低, 部分病例成熟红细胞呈缗钱状排列。

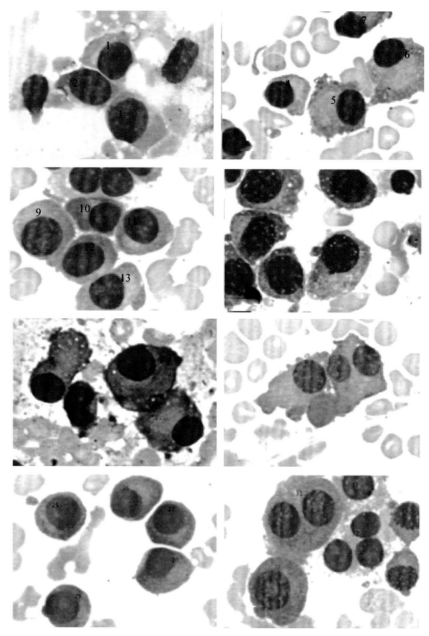

图169 多发性骨髓瘤骨髓象
各数字所示细胞均为异常浆细胞（骨髓瘤细胞）

4. 粒细胞系统、淋巴细胞系统、巨核细胞系统。

粒细胞系统、淋巴细胞系统所占比例可不同程度降低, 巨核细胞数可正常或减少。

5. 骨髓检查报告单。

根据骨髓细胞形态学检查结果、病例外周血常规结果与其他检查指标及临床资料书写骨髓检查报告单。详情见表3–9。

表3-9 某医院骨髓检查报告单

细胞名称			血片（%）	骨髓 正常范围（%）	结果（%）
粒细胞系统		原始粒细胞		0~1.26	
		早幼粒细胞		0~2.89	0.5
	中性	中幼		1.78~12.9	3.5
		晚幼		5.5~17.2	8.0
		杆状核		11.1~28.9	14.0
		分叶核		4.1~21.6	6.0
	嗜酸	中幼		0~1.5	
		晚幼		0~2.1	
		杆状核		0~3.0	
		分叶核		0~4.9	
	嗜碱	中幼		0~0.1	
		晚幼		0~0.1	
		杆状核		0~0.2	
		分叶核		0~0.6	
红细胞系统		原始红细胞		0~1.1	
		早幼红细胞		0~3.1	0.5
		中幼红细胞		3.0~16.3	4.5
		晚幼红细胞		2.6~16.6	7.0
淋巴细胞系统		原始淋巴细胞		0~0.0	
		幼稚淋巴细胞		0~0.38	
		成熟淋巴细胞		8.0~29.8	6.5
单核细胞系统		原始单核细胞		0~0.0	
		幼稚单核细胞		0~0.2	
		成熟单核细胞		0~3.2	
浆细胞系统		原始浆细胞		0~0.0	36.5
		幼稚浆细胞		0~0.2	8.0
		成熟浆细胞		0~1.3	4.0
其他细胞		网状细胞		0~0.6	
		内皮细胞		0~0.1	
		吞噬细胞		0~0.6	
		组织嗜碱细胞		0~0.1	
		组织嗜酸细胞		0~0.2	
		脂肪细胞		0~0.1	
		分类不明细胞		0~0.1	
粒细胞：有核红细胞				2~4：1	2.46：1
涂片共数细胞				200	

标本序号 _____ 4
病员姓名 _____ 张××
性　　别 _____ 男
年　　龄 _____ 71
院　　别 _____ ××
科　　室 _____ 肾内科
门 诊 号 _____
住 院 号 _____ ××
病　　房 _____ 肾内
床　　号 _____ 15

骨髓象分析

1. 骨髓取材好，涂片好，染色好。

2. 骨髓有核细胞增生明显活跃，粒、红比例正常，为2.46：1。

3. 浆细胞系统：占48.5%，比例明显增高，各阶段细胞查见，以原始浆细胞为主，占36.5%，形态异常，胞体大，核偏位、核旁有半月形淡染区，核染色质细颗粒状，排列紊乱，核仁清楚或模糊，1~2个。胞质量多，呈较深蓝色泡沫状，可见双核、三核、四核等多核浆细胞。

4. 粒细胞系统：占32.0%，比例降低，查见早幼粒及以下各阶段细胞，形态未见明显异常。

5. 红细胞系统：占13.0%，查见早幼红及以下阶段细胞，比例轻度降低，形态未见明显异常，成熟红细胞缗线状排列明显。

6. 淋巴细胞：占6.5%，均为成熟淋巴细胞。

7. 巨核细胞系统：全片见巨核细胞12个，散在血小板可见。

诊断意见

目前骨髓象符合多发性骨髓瘤，请结合免疫固定电泳、流式免疫分型等检查考虑。

报 告 人 _____ ××
审 核 者 _____ ××
报告日期 _____ ××

【注意事项】

1. 多发性骨髓瘤初期可呈局灶性分布，可能导致骨髓中浆细胞比例不高，必要时可多部位穿刺，尤其是在疼痛部位穿刺，可以提高检出率。

2. 分化良好的多发性骨髓瘤细胞与正常浆细胞难以区分时，可进行免疫学分型以鉴别。

3. 多发性骨髓瘤应与浆细胞白血病相鉴别，二者的主要鉴别点是外周血中浆细胞数量，外周血浆细胞≥20%或绝对值≥2.0 × 10^9/L时，应诊断为浆细胞白血病。

4. 骨髓中瘤细胞（异常浆细胞）≥10%者诊断并不难，但有部分患者浆细胞比例小于10.0%，则诊断较为困难，此时应仔细观察是否有异常浆细胞形态（如原始浆细胞、幼稚浆细胞、多核浆细胞、火焰状浆细胞、Russel细胞、桑葚细胞、葡萄状细胞等），并结合临床表现及其他检查（如血清总蛋白、球蛋白、免疫球蛋白、尿本周蛋白、肾功能等）进行综合分析，防止漏诊，细胞免疫表型检测也是重要的鉴别手段。

5. 多发性骨髓瘤患者骨髓穿刺检查时容易干抽，此时应进行骨髓活检，以提高检出率。

实验十一　恶性淋巴瘤骨髓象检查

恶性淋巴瘤（malignant lymphomas）是一组起源于淋巴结或其他淋巴组织的恶性肿瘤，根据组织病理分为霍奇金淋巴瘤（Hodgkin's lymphoma，HL）和非霍奇金淋巴瘤（non-Hodgkin's lymphoma，NHL），WHO分型中包括各型淋巴细胞白血病及浆细胞疾病。恶性淋巴瘤患者早期血象及骨髓象多正常，但随着疾病的进展，骨髓受侵时血象可出现一系或全血细胞减少，骨髓中可见淋巴瘤细胞，发生淋巴瘤白血病时可见大量淋巴瘤细胞。淋巴瘤形态变化多样，不同类型的淋巴瘤细胞形态可不同。

【实验目的】

1. 熟悉HL、NHL骨髓浸润时的骨髓象特点。

2. 熟悉HL、NHL细胞形态特征。

【实验要求】

每小组成员共同观察讨论,结合骨髓象检查结果及病例资料写一份骨髓检查报告单。

【实验器材】

1. HL骨髓浸润的骨髓片。

2. NHL骨髓浸润的骨髓片。

3. 显微镜、香柏油、拭镜纸。

【病例资料】

患者，女性，68岁，因头昏、乏力半年，加重伴反复发热半月就诊。查体：重度贫血貌，颈部及锁骨上淋巴结肿大，肝、脾肋下未触及。血常规提示：WBC 2.52×10^9/L，PLT 52×10^9/L，RBC 2.18×10^{12}/L，Hb 61g/L，白细胞分类：异常细胞4%。

请问：

1. 患者可能是什么疾病？

2. 骨髓象检查可能会出现哪些异常改变？

【实验内容】

按骨髓细胞形态学检查方法进行骨髓细胞形态学检查，淋巴瘤骨髓象特征如下。

1. 骨髓有核细胞。

骨髓有核细胞多增生明显活跃或活跃。如图170和图171所示。

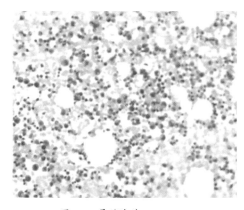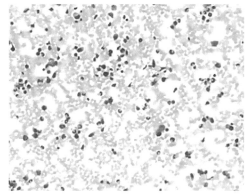

图170　骨髓涂片×100
增生明显活跃

图171　骨髓涂片×100
增生活跃

2. 骨髓中异常细胞。

不同淋巴瘤患者，骨髓中恶性淋巴瘤细胞的数量多少不一，形态变化多样。

（1）霍奇金淋巴瘤：各系细胞形态、比例无明显异常，骨髓涂片找到R-S细胞及R-S变异细胞是骨髓浸润的依据。

R-S细胞：胞体大、胞核大、核仁大，双核呈镜影形，胞质中可见较多空泡。

R-S变异细胞：胞体大、胞核大、核仁大，单个核，胞质中可见较多空泡。

如图172所示。

（2）非霍奇金淋巴瘤：早期无明显异常，浸润时可见淋巴瘤细胞，发生淋巴瘤白血病时可见大量淋巴瘤细胞，淋巴瘤细胞异质性明显，形态多样。如图173和图174所示。

3. 粒细胞系统、红细胞系统、巨核细胞系统。

粒细胞系统、红细胞系统、巨核细胞系统可呈不同程度减少。

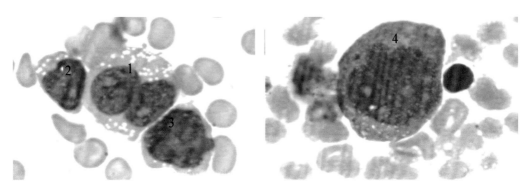

图172　HL骨髓象

1为R–S细胞；2、3、4均为R–S变异细胞

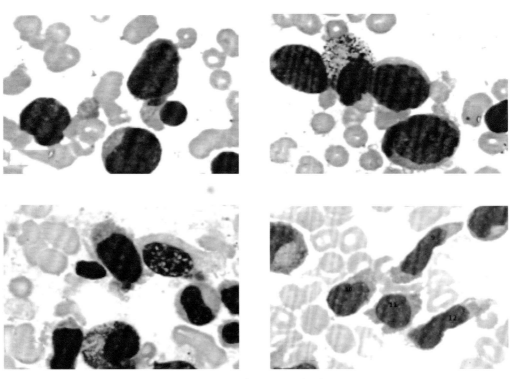

图173　非霍奇金淋巴瘤骨髓象

各数字所示细胞均为非霍奇金淋巴瘤细胞

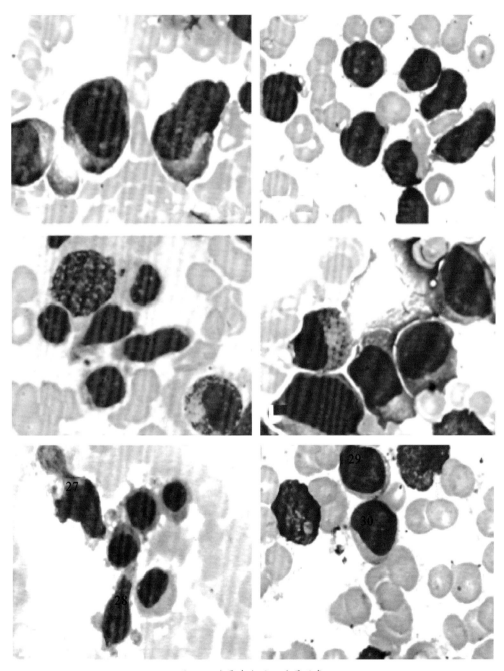

图174　非霍奇金淋巴瘤骨髓象
各数字所示细胞均为非霍奇金淋巴瘤细胞

4. 骨髓检查报告单。

根据细胞形态学检查结果、外周血常规结果及临床资料书写骨髓检查报告单。详情见表3-9。

表3-9　某医院骨髓检查报告单

细胞名称		血片(%)	骨髓正常范围(%)	骨髓结果(%)
粒细胞系统	原始粒细胞		0~1.26	0.5
	早幼粒细胞		0~2.89	3.0
	中性 中幼		1.78~12.9	12.5
	中性 晚幼		5.5~17.2	12.5
	中性 杆状核		11.1~28.9	16.5
	中性 分叶核		4.1~21.6	7.0
	嗜酸 中幼		0~1.5	0.5
	嗜酸 晚幼		0~2.1	0.5
	嗜酸 杆状核		0~3.0	
	嗜酸 分叶核		0~4.9	0.5
	嗜碱 中幼		0~0.1	
	嗜碱 晚幼		0~0.1	
	嗜碱 杆状核		0~0.2	
	嗜碱 分叶核		0~0.6	
红细胞系统	原始红细胞		0~1.1	0.5
	早幼红细胞		0~3.1	0.5
	中幼红细胞		3.0~16.3	10.5
	晚幼红细胞		2.6~16.6	13.0
淋巴细胞系统	原始淋巴细胞		0~0.0	
	异形淋巴细胞			10.5
	成熟淋巴细胞		8.0~29.8	10.0
单核细胞系统	原始单核细胞		0~0.0	
	幼稚单核细胞		0~0.2	
	成熟单核细胞		0~3.2	1.0
浆细胞系统	原始浆细胞		0~0.0	
	幼稚浆细胞		0~0.2	
	成熟浆细胞		0~1.3	
其他细胞	网状细胞		0~0.6	0.5
	内皮细胞		0~0.1	
	吞噬细胞		0~0.6	
	组织嗜碱细胞		0~0.1	
	组织嗜酸细胞		0~0.2	
	脂肪细胞		0~0.1	
	分类不明细胞		0~0.1	
粒细胞：有核红细胞			2~4：1	2.18：1
涂片共数细胞			200	

标本序号　2
病员姓名　王××
性　别　女
年　龄　68
院　别　××
科　室　呼吸科
门 诊 号
住 院 号　××
床　号　49

骨髓象分析

1.骨髓取材、涂片、染色良好。

2.骨髓有核细胞增生活跃，粒、红比例正常，为2.18:1。

3.淋巴细胞：占20.5%，其中异形淋巴细胞占10.5%，胞体大小不一，多较正常淋巴细胞大，部分呈不规则形，部分染色质较正常淋巴细胞细致，少数可见1～2个核仁。

4.粒细胞系统：占53.5%，各阶段细胞查见，以中性中幼粒及以下阶段细胞为主，形态、比例未见明显异常。

5.红细胞系统：占24.5%，各阶段细胞查见，以中幼、晚幼红细胞为主，形态、比例未见明显异常，成熟红细胞形态基本正常。

6.巨核细胞系统：全片见巨核细胞102个，散在、成堆血小板易见。

诊断意见

目前骨髓淋巴细胞占20.5%，其中异形淋巴细胞占10.5%，考虑淋巴瘤浸润骨髓，请结合流式细胞免疫表型分析、活检及临床考虑。

报 告 人　××
审 核 者　××
报告日期　××

【注意事项】

1. 恶性淋巴瘤的诊断主要依靠组织病理学检查进行。骨髓检查对已确诊的患者来说，可判断骨髓是否受侵犯并进行病情评估、疗效判断等；对于未确诊的患者，如果骨髓中找到淋巴瘤细胞可辅助其诊断。

2. 恶性淋巴瘤浸润骨髓，当淋巴瘤细胞所占比例≥20%时，则为淋巴瘤白血病，此时与急性淋巴细胞白血病、慢性淋巴细胞白血病的细胞形态鉴别较困难，可结合临床及其他检查（如免疫学、遗传学及分子生物学分型）综合分析，其中免疫学分型是重要的鉴别诊断手段。

3. 骨髓中淋巴瘤细胞少或形态不典型者，要尽量多观察几张骨髓片，尤其是血膜的尾部及边缘部分，必要时进行骨髓活检提高检出率。

实验十二　骨髓增生异常综合征骨髓象检查

骨髓增生异常综合征（myelodysplastic syndrome，MDS）是一组异质性克隆性造血干细胞疾病，常表现为髓系细胞（粒系、红系、巨核系）一系或多系发育异常（或称病态造血）和无效造血，FAB将其分为5个亚型，WHO将其分为多个亚型，每种亚型的骨髓象特征有所不同，但不管是FAB分型还是WHO分型，形态学在诊断中均具有重要意义。

【实验目的】

1. 熟悉MDS部分亚型的骨髓象特点。

2. 熟悉MDS的细胞病态改变特征。

【实验要求】

每小组成员共同观察讨论,结合骨髓象检查结果及病例资料写一份骨髓检查报告单。

【实验器材】

1. MDS—RS骨髓片及铁染色片。

2. MDS—RAEB骨髓片。

3. 显微镜、香柏油、拭镜纸。

【病例资料】

患者，男性，74岁，因患者因头昏、乏力、心累4$^+$月，加重伴发热、牙龈出血5天入院。查体：重度贫血貌，皮肤有淤点及淤斑，浅表淋巴结无肿大，肝、脾肋下未触及。血常规提示：WBC 3.22×10^9/L，PLT 38×10^9/L，RBC 1.75×10^{12}/L，Hb 48g/L，白细胞分类：原始细胞2%，中性分叶细胞多为两叶。

1. 请结合骨髓细胞形态学检查判断，该患者可能是什么疾病？

2. 判断依据是什么？

【实验内容】

按骨髓细胞形态学检查方法进行骨髓细胞形态学检查。

不同亚型的MDS患者骨髓象改变差异较大，可呈现出不同程度红细胞系、粒细胞系及巨核细胞系的病态改变，有的亚型有原始粒细胞不同程度增高，总的来说，MDS的骨髓象特征如下。

1. 骨髓有核细胞。

骨髓有核细胞增生低下、活跃或明显活跃。如图175至图177所示。

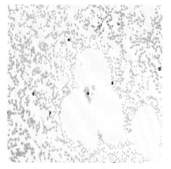 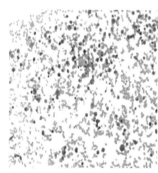 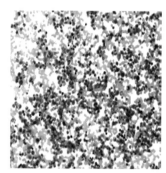

图175　骨髓涂片×100　　　图176　骨髓涂片×100　　　图177　骨髓涂片×100
增生低下　　　　　　　　　增生活跃　　　　　　　　增生明显活跃

2. 红细胞系统、粒细胞系统、巨核细胞系统。

可表现为红细胞系统、粒细胞系统、巨核细胞系统中任一系、任两系或三系的明显病态造血，具体表现如下：

（1）红系病态：多数比例增高，少数比例减少，常出现病态改变，可表现为巨幼样变、双核、多核、核不规则、核碎裂或核分叶、核间桥、豪—乔氏小体等。

图178-1、图178-2中各数字所示细胞均为病态改变的红系细胞。

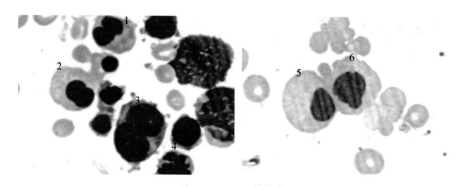

图178-1　MDS骨髓象
各数字所示细胞均为病态改变的幼稚红细胞

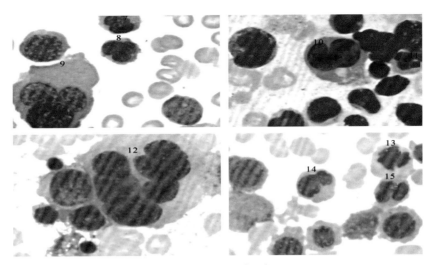

图178-2　MDS骨髓象

各数字所示细胞均为病态改变的幼稚红细胞

（2）粒系病态：表现为核分叶过多或过少、假P-H核、胞质颗粒减少或颗粒增多、环状核、巨幼样变或胞体变小等改变。

图179中各数字所示细胞均为病态改变的粒系细胞。

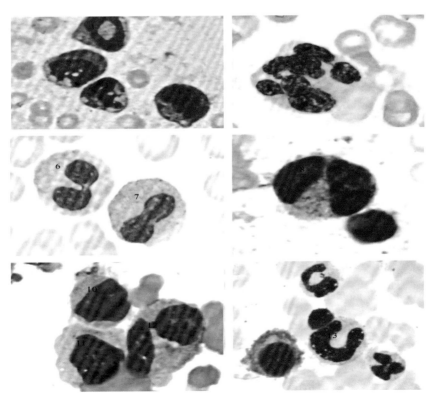

图179　MDS骨髓象

各数字所示细胞均为病态改变的粒系细胞

①MDS的RAEB-1、RAEB-2型：伴有原始粒胞增多，且部分病例原始粒细胞胞浆中可见Auer小体。如图180中各数字所示细胞。

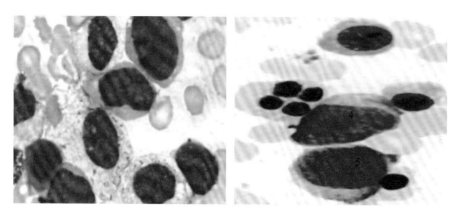

图180　MDS-RAEB骨髓象

各数字所示细胞均为原始粒细胞，其中4号细胞胞浆中可见1根Auer小体

②FAB分型中的CMML型：原始粒细胞增多（占5%～20%），并伴有原始及幼稚单核细胞增多。如图181中各数字所示细胞。（WHO分型中已将其归到MDS/MPN中）

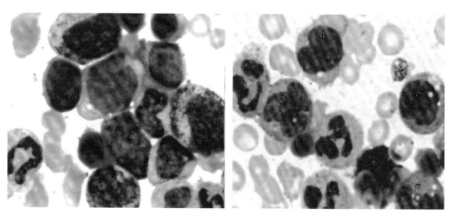

图181　CMML骨髓象

1和2为原始粒细胞，3为原始单核细胞，4～7为幼稚单核细胞

（3）巨核细胞系病态：表现为大小不一、多核、多圆巨、单圆核、核分叶、颗粒少、小巨核等改变，小巨核对MDS诊断价值大。如图182和图183中各数字所示细胞。

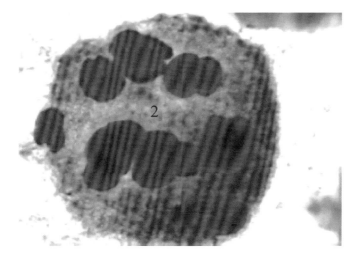

图182 MDS骨髓象

各数字所示细胞均为病态改变的巨核细胞

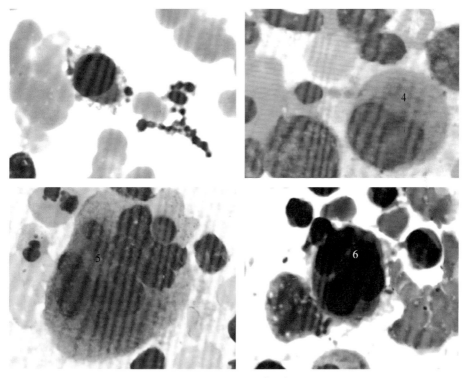

图183 MDS骨髓象

各数字所示细胞均为病态改变的巨核细胞，其中3为小巨核细胞

3. 骨髓检查报告单。

根据细胞形态学检查结果、外周血常规结果及临床资料书写骨髓检查报告单，详见表3-10。

表3-10 某医院骨髓检查报告单

细胞名称		血片（%）	骨髓	
			正常范围（%）	结果（%）
粒细胞系统	原始粒细胞		0~1.26	
	早幼粒细胞		0~2.89	12.5
	中性 中幼		1.78~12.9	7.0
	中性 晚幼		5.5~17.2	6.5
	中性 杆状核		11.1~28.9	14.0
	中性 分叶核		4.1~21.6	10.0
	嗜酸 中幼		0~1.5	4.5
	嗜酸 晚幼		0~2.1	
	嗜酸 杆状核		0~3.0	
	嗜酸 分叶核		0~4.9	0.5
	嗜碱 中幼		0~0.1	
	嗜碱 晚幼		0~0.1	
	嗜碱 杆状核		0~0.2	
	嗜碱 分叶核		0~0.6	
红细胞系统	原始红细胞		0~1.1	
	早幼红细胞		0~3.1	1.0
	中幼红细胞		3.0~16.3	12.0
	晚幼红细胞		2.6~16.6	16.0
淋巴细胞系统	原始淋巴细胞		0~0.0	
	幼稚淋巴细胞		0~0.38	
	成熟淋巴细胞		8.0~29.8	14.5
单核细胞系统	原始单核细胞		0~0.0	
	幼稚单核细胞		0~0.2	
	成熟单核细胞		0~3.2	1.0
浆细胞系统	原始浆细胞		0~0.0	
	幼稚浆细胞		0~0.2	
	成熟浆细胞		0~1.3	0.5
其他细胞	网状细胞		0~0.6	
	内皮细胞		0~0.1	
	吞噬细胞		0~0.6	
	组织嗜碱细胞		0~0.1	
	组织嗜酸细胞		0~0.2	
	脂肪细胞		0~0.1	
	分类不明细胞		0~0.1	
粒细胞：有核红细胞			2~4：1	1.89：1
涂片共数细胞			200	

标本序号 ___1___
病员姓名 ___邓××___
性　　别 ___男___
年　　龄 ___75___
院　　别 ___××___
科　　室 ___血液科___
门　诊　号 _____
住　院　号 ___××___
床　　号 ___51___

骨髓象分析

1.骨髓取材好，涂片好，染色好。

2.骨髓有核细胞增生活跃，粒、红比例略偏低，为1.89:1。

3.粒细胞系统：占55.0%，各阶段细胞查见，其中原始粒细胞比例增高，占12.5%，形态异常，胞体较大，呈圆形或椭圆形，核浆比大，核呈圆形或椭圆形，核染色质细致，分布均匀平坦如细沙状，核仁清楚，2~5个，胞浆量较少，染水彩蓝。其余阶段细胞部分见病态改变，表现为双核、核分叶不良、胞浆颗粒减少等。

4.红细胞系统：占29.0%，比例略高，早幼红及以下阶段细胞查见，以中幼、晚幼红细胞为主，部分细胞可见病态改变，表现为巨幼样变、大小核、核分叶、多核等改变，成熟红细胞大小不一，易见大红细胞。

5.淋巴细胞：占15.5%，均为成熟淋巴细胞。

6.巨核细胞系统：全片见巨核细胞2个，散在血小板难见。

诊断意见

目前骨髓象考虑MDS-RAEB-2型，请结合细胞化学染色、流式免疫学分型等检查考虑。

报　告　人 ___××___
审　核　者 ___××___
报告日期 ___××___

【注意事项】

1. MDS病态造血细胞有明显异形性和多态性，部分亚型的形态学诊断难度较大，形态学检查时应做铁染色、PAS染色来辅助诊断。

（1）铁染色对MDS-RS诊断价值大：其细胞外铁增加，细胞内铁增加，其中环形铁粒幼红细胞增高，常大于15.0%。如图184和图185所示。

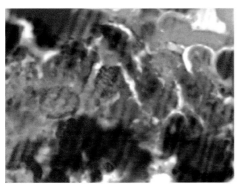

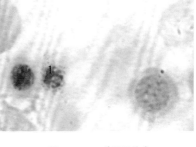

图184　MDS骨髓铁染色　细胞外铁（++++）

图185　MDS骨髓铁染色
1为环形铁粒幼红细胞

（2）糖原染色：有助于MDS与巨幼贫的鉴别诊断：MDS幼稚红细胞呈阳性，而巨幼贫幼稚红细胞呈阴性。如图186和图187所示。

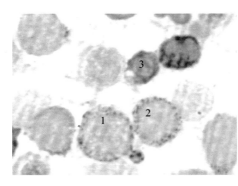
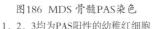
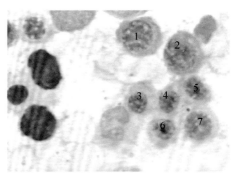

图186 MDS骨髓PAS染色
1、2、3均为PAS阳性的幼稚红细胞

图187　巨幼贫骨髓PAS染色
1、2、3、4、5、6、7均为PAS阴性的幼稚红细胞

2. 骨髓活检、细胞遗传学、细胞免疫表型检查：对MDS的诊断价值也较大，对于不典型病例应进行检查，并结合临床进行诊断。

3. 病态造血是诊断MDS必需条件，但又非MDS所特有，多种骨髓增生性疾病及非造血组织肿瘤也可见，应注意鉴别。

实验十三　传染性单核细胞增多症血象及骨髓象检查

【实验目的】

1. 描述传染性单核细胞增多症（infectious mononucleosis，IM）的血象及骨髓象特点。

2. 能够正确识别异型淋巴细胞（abnormal lymphocyte）。

3. 能正确出具传单外周血常规检查结果及骨髓检查报告。

【实验要求】

每人按照骨髓细胞形态学检查进行骨髓象检查，至少分类计数200个有核细胞，同时分类计数100个外周血涂片细胞，并书写检查报告。

【实验器材】

1. 1M血涂片。

2. 1M骨髓片。

3. 显微镜、香柏油、拭镜纸。

【病例资料】

患者，男性，24岁，因口腔中长了3个溃疡、不规则发热3天，加重伴呕吐、全身皮肤出现小红点入院。查体：颈部数个肿大淋巴结，咽部充血，扁桃体Ⅱ度肿大，可见少量脓性分泌物，全身皮肤有较多皮疹，脾大。血常规检查示：WBC 15.3×10^9/L，PLT 159×10^9/L，RBC 4.25×10^{12}/L，Hb 148g/L，仪器分类：淋巴细胞72%。

1. 请进行患者外周血显微镜下细胞分类计数。

2. 进行患者骨髓象检查。

3. 结合患者临床资料、血常规及骨髓检查结果，判断该患者可能是什么疾病？如要确诊，还需进行哪些检查？

【实验内容】

1. 血象检查。

血象检查对本病具有重要诊断价值。传染性单核细胞增多症患者白细胞总数多数增高，并伴有异型淋巴细胞增多，常大于10%，而血小板及红细胞常正常。

Downey将异型淋巴细胞分为3型，即浆细胞型或泡沫型（Ⅰ型）、不规则形或单核细胞型（Ⅱ型）及幼稚型（Ⅲ型），同时具有这三种异型淋巴细胞对IM的诊断具有重要价值。

异型淋巴细胞总特征：①胞体：大小不一，外形多样，可为圆形、椭圆形或不规则形；②胞核：形状多样，可为圆形、椭圆形，凹陷、折叠或不规则，染色质粗细不一，可呈粗糙网状或细致均匀的网状结构，部分可见1或2个核仁；③胞质：量多少不一，多数胞质量多，染色深浅不一，可染为深蓝色或浅蓝色，且受色不均匀，胞质边缘染色较深，部分胞质中可见空泡，部分可见少量嗜天青颗粒。

图188和图189中各数字所示细胞均为异型淋巴细胞。

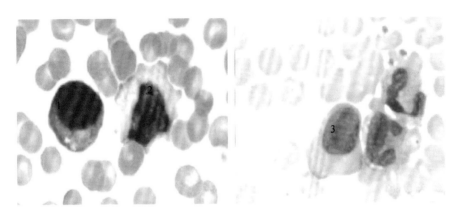

图188 IM血象
各数字所示细胞均为异型淋巴细胞

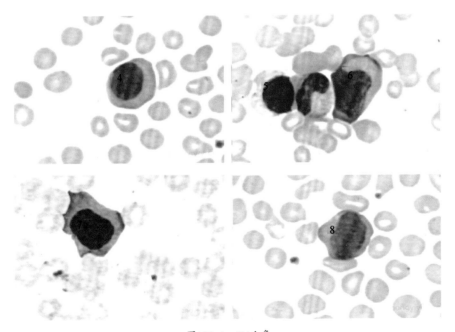

图189-1 IM血象
各数字所示细胞均为异型淋巴细胞

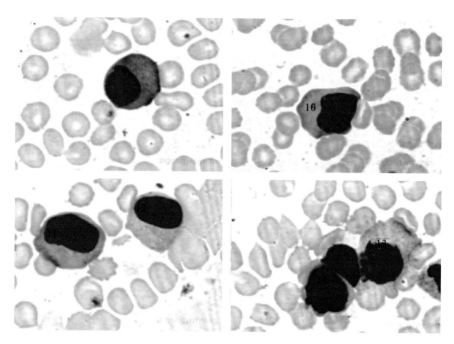

图189-2　IM血象
各数字所示细胞均为异型淋巴细胞

2. 骨髓象检查。

（1）无明显异常，部分病例可见少量异型淋巴细胞。如图190和图191所示。

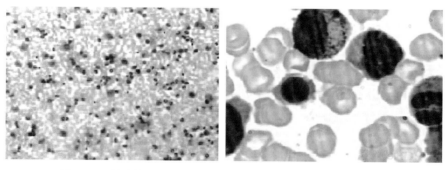

图190　IM骨髓象×100　　　　　图191　IM骨髓象×1000
增生活跃　　　　　　　　　　1为异型淋巴细胞

（2）骨髓检查报告单：根据细胞形态学检查结果、外周血常规检验结果及临床资料书写骨髓检查报告单，详情见表3-11。

表3-11　某医院骨髓检查报告单

细胞名称		血片（%）	骨髓	
			正常范围（%）	结果（%）
粒细胞系统	原始粒细胞		0~1.26	0.5
	早幼粒细胞		0~2.89	1.0
	中性 中幼		1.78~12.9	8.0
	中性 晚幼		5.5~17.2	7.0
	中性 杆状核	1.0	11.1~28.9	10.5
	中性 分叶核	25.0	4.1~21.6	7.5
	嗜酸 中幼		0~1.5	0.5
	嗜酸 晚幼		0~2.1	1.0
	嗜酸 杆状核		0~3.0	
	嗜酸 分叶核		0~4.9	1.0
	嗜碱 中幼		0~0.1	
	嗜碱 晚幼		0~0.1	
	嗜碱 杆状核		0~0.2	
	嗜碱 分叶核		0~0.6	
红细胞系统	原始红细胞		0~1.1	0.5
	早幼红细胞		0~3.1	0.5
	中幼红细胞		3.0~16.3	9.5
	晚幼红细胞		2.6~16.6	13.5
淋巴细胞系统	原始淋巴细胞		0~0.0	
	幼稚淋巴细胞		0~0.4	
	成熟淋巴细胞	30.0	8.0~29.8	32.0
单核细胞系统	异型淋巴细胞	41.0		2.0
	原始单核细胞		0~0.0	
	幼稚单核细胞		0~0.2	
	成熟单核细胞	3.0	0~3.2	2.0
浆细胞系统	原始浆细胞		0~0.0	
	幼稚浆细胞		0~0.2	
	成熟浆细胞		0~1.3	1.0
其他细胞	网状细胞		0~0.6	1.0
	内皮细胞		0~0.1	
	吞噬细胞		0~0.6	
	组织嗜碱细胞		0~0.1	
	组织嗜酸细胞		0~0.2	
	脂肪细胞		0~0.1	
	分类不明细胞		0~0.1	
粒细胞：有核红细胞			2~4：1	1.54：1
涂片共数细胞			200个	

标本序号　　2
病员姓名　　吴××
性　　别　　男
年　　龄　　2
院　　别　　××
科　　室　　儿科
门 诊 号
住 院 号　　××
床　　号　　9

骨髓象分析

1. 骨髓取材、涂片、染色良好。

2. 骨髓有核细胞增生活跃，粒、红比例下降，为1.54：1。

3. 粒细胞系统：占37.0%，各阶段细胞查见，以中性中幼粒及以下阶段细胞为主，比例相对降低，形态未见明显异常。

4. 红细胞系统：占24.0%，各阶段细胞查见，以中幼、晚幼红细胞为主，形态、比例未见明显异常，成熟红细胞未见明显正常。

5. 淋巴细胞：占34.0%，其中异型淋巴细胞占2.0%，其余均为成熟淋巴细胞。

6. 巨核细胞系统：全片见巨核细胞68个，散在、成堆血小板易见。

7. 未查见其他明显异常细胞。

诊断意见

目前骨髓除异型淋巴细胞占2.0%外，未见其他明显异常，结合外周血分类结果考虑传染性单核细胞增多症，请结合EB病毒检查及临床考虑。

报 告 人　　××
审 核 者　　××
报告日期　　××

【注意事项】

1. Downey分型的异型淋巴细胞各型间的划分较难，部分细胞可介于三型之间，在临床实际工作中无须明确划分出是哪一型异型淋巴细胞，只需笼统地划为异型淋巴细胞，并准确计数异型淋巴细胞数量。同时出现三种异型淋巴细胞对传染性单核细胞增多症的诊断具有重要价值。

2. 临床上多种病毒、细菌、寄生虫（如原虫）感染或某些药物等均可引起外周血中异型淋巴细胞轻度增高，诊断时应注意鉴别。

3. 血象及骨髓象检查均只是传染性单核细胞增多症的辅助诊断依据，其确诊还应结合临床表现及其他检查（如嗜异性凝集试验及抗EB病毒抗体检测等）来综合分析判断。

4. 如果异型淋巴细胞比例高，且以一种形态的细胞为主，应注意与淋巴瘤进行鉴别。

重难点指导

FAB分型规定，急性白血病的诊断标准为原始细胞≥30%，同时根据原始细胞的种类与所占比例不同将急性髓细胞白血病分为$M_0 \sim M_7$共8个亚型，WHO分型则规定急性白血病的诊断标准为原始细胞≥20%，依据MICM分型法及临床基本资料将急性白血病分为更多种亚型，复杂多样，难于记忆和掌握，且2016年WHO又进行了部分修订，规定除AML-M_1型外，计算原始细胞百分比时不再计算NEC，而是计算占ANC的百分比。对于专科学生来说，应重点掌握急性白血病的细胞形态学诊断与分型，所以，本指导教材内容仍然按FAB各亚型类型进行分型，诊断标准按WHO标准进行，要求学生能够根据形态学特征、临床表现及其他实验室检查进行急性白血病各亚型的形态学诊断与分型，同时熟悉根据MICM及临床特征进行整合诊断与分型。各亚型的主要鉴别依据如下。

1. AML-M_1型、AML-M_2型及AML-M_3型的主要诊断依据。

鉴别点	AML-M_1型	AML-M_2型	AML-M_3型
形态			
临床表现	具有急性白血病的临床表现，如发热、贫血、出血，肝、脾及淋巴结肿大等	具有急性白血病的临床表现	除具有急性白血病的共有临床表现外，易发生DIC是其典型特征
形态学	原始粒细胞≥90%（NEC）	原始粒细胞20%~89%	异常早幼粒细胞≥20%
MPO染色	原始细胞阳性≥3%	原始细胞阳性≥3%	异常早幼粒细胞呈强阳性
免疫学	除表达髓细胞抗原（CD13、CD33、CD117、cMPO）外，常表达CD34及HLADR	同M_1型，但部分M_2型常伴CD19表达	通常不表达CD34和HLADR外，其他同M_1型
遗传学	无特征性染色体改变	M_{2b}型有特征性的t（8；21）	常有特征性的t（15；17）及变异型
分子生特学	无特征性基因标记	M_{2b}型有特征性基因RUNX1-RUNX1T1	有特征性基因PML/RAR_α及变异型

2. AML-M_4型、AML-M_5型及AML-M_6型的主要诊断依据。

鉴别点	AML-M_4型	AML-M_5型	AML-M_6型
形态			
临床表现	具有急性白血病的临床表现	除具有急性白血病的临床表现外，常有浸润症状，并易发生DIC	具有急性白血病的共有表现
形态学	原粒细胞和原单+幼单同时异常增生，分4个亚型： M_{4a}:原粒和早幼粒为主，原单+幼单≥20% M_{4b}:原单+幼单为主，原粒+早幼粒>20% M_{4c}:原始细胞同时具有粒、单系特征者>20% M_{4Eo}:具有以上任一型特征，同时异常嗜酸性粒细胞≥5%	M_{5a}:原始单核细胞≥80% M_{5b}:原始单核细胞<80%，且原单≥20%	纯红白血病：红系≥80%，其中原始红细胞细胞≥30% 红白血病：红系细胞≥50%，原始粒细胞或原单+幼稚单核细胞≥30%（FAB，NEC），在WHO分型中已无此型
细胞化学染色	酯酶双染色价值大	MPO：弱阳性 a-NBE或a-NAE：呈阳性，且能被NaF抑制	PAS:红系可呈阳性 MPO、a-NBE或a-NAE呈相应原始白细胞特征
免疫学	除表达髓细胞抗原（CD13、CD33、CD117、cMPO）外，常有单核系抗原表达，如CD64、CD14	除表达髓细胞抗原（CD13、CD33、CD117、cMPO）外，常有单核系抗原表达，如CD64、CD14	原始粒细胞或原幼单表达相应细胞抗原标记
遗传学	M_{4Eo}有特异的16号染色体异常，表现为del（16）、inv（16）或t（16:16）	无特异性染色体异常	无特异性染色体异常
分子生特学	CBFβ-MYH11	无特征性基因	无特征性基因

3. 急性粒细胞白血病、急性单核细胞白血病、急性淋巴细胞白血病的主要诊断依据。

鉴别点	急性粒细胞白血病（M₁型）	急性单核细胞白血病（M₅ₐ型）	急性淋巴细胞白血病
形态	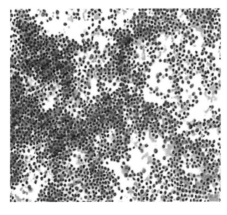		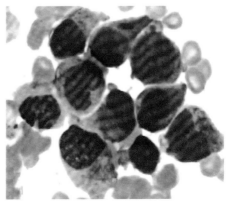
形态学	原始粒细胞≥90%	原始单核细胞≥80%	原始淋巴细胞≥20%
细胞化学染色	MPO：阳性率>3%（颗粒较粗） a-NBE或a-NAE：呈弱阳性，不被NaF抑制	MPO：阳性率>3%（颗粒细小） a-NBE或a-NAE：呈阳性，且能被NaF抑制	MPO：阳性率 < 3.0%
免疫学	表达髓细胞抗原（如CD13、CD33、CD117、cMPO），不表达单核抗原标记，如CD14	表达髓细胞抗原（CD13、CD33、CD117、cMPO）外，常有单核系抗原表达，如CD64、CD14	表达B淋巴细胞抗原（如CD19、CD20、CD22、cCD79a等）或T淋巴细胞抗原（如CD3、CD7、CD5、CD2等）

达标检测

病例1：根据图192和图193，该患者应诊断为什么疾病？

图192 骨髓涂片 瑞—姬染色 ×100　　　　图193 骨髓涂片 瑞—姬染色 ×1000

病例2：根据图194和图195，该患者应诊断为什么疾病？

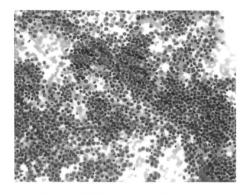 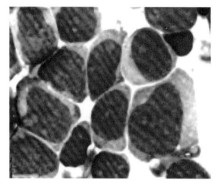

图194 骨髓涂片 瑞—姬染色×100 　　　图195 骨髓涂片 瑞—姬染色×1000

病例3：根据图196和图197，该患者应诊断为什么疾病？

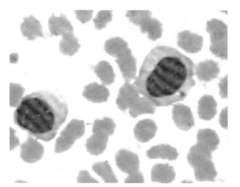 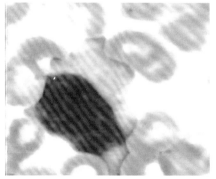

图196 儿童外周血涂片 瑞—姬染色×1000 　　图197 儿童外周血涂片 瑞—姬染色×1000

病例4：根据图198和图199，该患者应诊断为什么疾病？

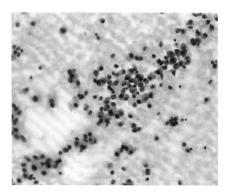 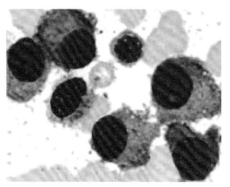

图198 骨髓涂片 瑞—姬染色×100 　　　图199 骨髓涂片 瑞—姬染色×1000

达标检测答案

病例1：急性早幼粒细胞白血病（AML-M$_3$型或APL）。

依据：骨髓有核细胞增生极度活跃，油镜下见大量异常早幼粒细胞，可见明显异常的胞核（蝴蝶形核）及胞质异常（如内外胞质、颗粒增多有融合），其中可见一个柴捆细胞。

病例2：急性单核细胞白血病（AML-M$_5$型）。

依据：骨髓有核细胞增生极度活跃，油镜下见大量原始单核细胞，胞体大、核质比大、核染色细致疏松如细网状、核仁大而清楚。

病例3：可能为传染性单核细胞增多症。

依据：患者为儿童，外周血中可见典型异型淋巴细胞，其胞体增大、外形不规则，胞核增大、染色质细致，胞质增多、受色不均匀，边缘深染，同一张血涂片上常可同时看到Ⅰ型、Ⅱ型及Ⅲ型异型淋巴细胞，这有助于与某些淋巴瘤进行鉴别。

病例4：多发性骨髓瘤（MM）。

依据：低倍镜下见大量浆细胞，油镜下浆细胞多为原始及幼稚浆细胞，其形态特征为胞体大、胞质多、核偏位、核旁有半月形淡染区、核染色呈粗细不均的颗粒状，排列紊乱、核仁清楚或模糊，1~2个，胞质呈泡沫感。

第四章　血栓与止血疾病检查

实验一　凝血酶原时间测定（手工法）

【实验目的】

1. 能够叙述凝血酶原时间（prothrombin time，PT）的检测原理、方法、结果判断、结果报告方式、注意事项及临床意义。

2. 能够在老师的示范及指导下按照操作说明书进行PT的检测，判断结果并正确报告。

3. 能够结合患者临床信息分析检测结果的准确性，并根据检测结果判断患者病情。

【实验要求】

每小组成员测定3份患者标本和1份正常对照标本，并以秒、PT比值及国际标准化比值（INR）三种方式同时报告患者的检测结果（试剂国际敏感指数为1.05）。

【实验器材】

1. 仪器与用具：恒温水浴箱、试管、试管架、加样枪、吸头、离心机、秒表。

2. 试剂：0.025mol/L的氯化钙凝血活酶试剂（商品试剂）。实验前按说明书要求加入一定量的蒸馏水溶解、混匀后备用。试剂必须注明国际敏感指数。

3. 标本：0.109mol/L枸橼酸钠抗凝的静脉血（抗凝剂与血液比例为1∶9）。

【实验内容】

1. 检测原理。

在37℃条件下，在抗凝血浆中加入过量的组织凝血活酶和Ca^{2+}，使凝血酶原转化为凝血酶，从而使纤维蛋白原转变为纤维蛋白，血浆发生凝固，测定从加入试剂到血浆凝固所需的时间，即为凝血酶原时间。

2. 检测步骤。

（1）分离乏血小板血浆：将标本放入离心机中以1500 g/min离心15分钟，分离血浆。

（2）试剂准备：将试剂从冰箱中取出平衡至室温，并按需要量倒入试管中，放于37℃恒温水浴箱中5min。

（3）加入标本：取1支小试管，加入100μl血浆，37℃恒温水浴箱中预加热30秒。

（4）加入试剂：向上述试管中加入已预温好的试剂200μl，立即混匀并启动秒表。

（5）终止计时：不断轻轻倾斜试管，记录从加入试剂至血浆凝固（液体停止流动）所需要的时间，即为PT。

（6）重复测定：重复（3）（4）（5）步骤，进行第2次测定，取两次的平均值进行报告。

（7）同时按以上方法测定其他两位患者及正常对照标本。

3. 结果判断。

以血浆中出现纤维蛋白网状物或胶胨状为凝固终点。

4. 报告方式。

常用的报告方式有以下三种：

（1）报告时间（秒）：PT＝××秒。

（2）报告PT比值（PTR）：PTR＝待测血浆PT/正常对照血浆PT。

（3）报告国际标准化比值（international normalized ratio，INR）：INR＝PTR$^{[ISI]}$。

其中，ISI为国际敏感指数（international sensitivity index，ISI）：反映凝血活酶对维生素K依赖因子减少的敏感程度，ISI值越接近1.0，其敏感性越高。

5. 正常参考值。

（1）每个实验室应建立与所用测定方法相适应的正常参考值范围。

（2）PT：通常成人为11～14秒，待测者的测定值应较正常值延长3秒或缩短3秒以上才有临床意义。

（3）PTR：0.85～1.15。

（4）INR：为口服抗凝剂患者的常用监测指标。根据不同治疗目的及用药情况，其选用的INR范围不同，但常将INR在1.8～2.5作为口服抗凝剂治疗的适宜范围。

6. 临床意义。

（1）PT延长（较正常对照延长3秒以上）：

先天性凝血因子缺陷：即Ⅶ因子、Ⅹ因子、Ⅴ因子、Ⅱ因子及Ⅰ因子中任何一个凝血因子缺乏。

获得性凝血因子缺陷，常见于以下情况：

① 各种肝脏疾病。

②维生素K合成不足：如阻塞性黄疸。

③弥散性血管内凝血（DIC）低凝期。

④抗凝物质增多：如患者使用了华法令、肝素，患者体内存在抗凝血因子抗体等。

（2）PT缩短（较正常对照缩短3秒以上）：可见于血栓前状态、高凝状态（如DIC高凝期）、心肌梗死、脑血栓等。

（3）作为口服抗凝剂首选监测指标：此时除报告时间"秒"外，还必须报告INR。

INR通常维持在2.0～3.0为宜，但不同治疗目标及用药情况，其选用的INR范围不同。

【注意事项】

1. 应选用标明了ISI值的组织凝血活酶试剂，且选用ISI值接近于1.0的试剂为宜。

2. 所使用的真空采血管应符合要求：塑料管或硅化的玻璃试管，加入的抗凝剂为0.109mol/L枸橼酸钠溶液，其浓度及用量应准确。

3. 采血要顺利，不能有溶血及凝块，任何小凝块都会影响结果，必要时需要重新采血。空腹采血可减少血脂的干扰，如仍为严重脂血的标本可采用低温（2～8℃）高速（12000 r/min）离心15分钟来排除血脂的干扰。

4. 采血量应准确，抗凝剂与血比例为1∶9（真空采血管应采到标记线处），血与抗凝剂要充分混匀（采血后立即轻轻颠倒采血管混匀）。

5. 标本采集后应立即送检，立即检测，宜在2小时完成，放4℃冰箱不应超过4小时，-20℃可保存14天，-70℃可保存6个月。

6. 患者红细胞比容大于55%时，应按下式调整抗凝剂用量。

抗凝剂用量（ml）=（100-HCT）×血量（ml）×0.00185

7. 测定前试剂从冰箱取出后应恢复至室温。

8. 测定时水浴温度应控制在37℃±0.5℃，且所有标本测定2或3次，取平均值报告。

9. 正常对照：每天均应选取5份正常人标本进行测定，取均值作为正常对照值。

10. 临床上PT测定采用全自动或半自动血凝仪进行，具有快速、准确、易于标准化和质量控制等优点。

实验二　活化部分凝血活酶时间测定（手工法）

【实验目的】

1. 能够叙述并掌握活化部分凝血活酶时间（activated partial thromboplastin time，APTT）的检测原理、方法、结果判断、结果报告方式、注意事项及临床意义。

2. 能够在老师示范下及按照操作说明书进行APTT检测、结果判断及正确报告。

3. 能够结合患者临床信息分析检测结果的准确性，并根据检测结果判断患者病情。

【实验要求】

每小组成员测定3份患者和一份正常对照标本，并以秒、APTT比值两种方式同时报告患者的检测结果。

【实验器材】

1. 仪器与用具。恒温水浴箱、试管、试管架、加样枪、吸头、离心机、秒表。

2. 试剂。

（1）APTT试剂（商品试剂）：含激活剂（如白陶土、硅藻土或鞣花酸）及部分凝血活酶（脑磷脂）的混合液。如为干粉，则按要求加入复溶剂，溶解、混匀后备用。

（2）0.025mol/L的氯化钙溶液。

3. 标本。

0.109mol/L枸橼酸钠抗凝的静脉血（抗凝剂与血液比例为1∶9）。

【实验内容】

1. 检测原理。

在37℃条件下，以激活剂（如白陶土、硅藻土或鞣花酸等）激活凝血因子Ⅻ和Ⅺ，以脑磷脂（部分凝血活酶）代替血小板3因子提供凝血催化表面，在Ca^{2+}参与下，测定缺乏血小板血浆凝固所需时间，即为活化部分凝血活酶时间（APTT）。

2. 检测步骤。

（1）分离缺乏血小板的血浆：将标本放入离心机中以1500 g/min离心15分钟，分离血浆。

（2）试剂准备：将试剂从冰箱中取出平衡至室温，并按需要量分别倒入不同的试管中，放于37℃恒温水浴箱中5min。

（3）加入标本和APTT试剂：取1支小试管，分别加入血浆及APTT试剂各100μl，混匀放入37℃恒温水浴箱中3分钟，期间轻轻振摇数次。

（4）加入氯化钙试剂：向上述试管中加入已预热好的氯化钙试剂100μl，立即混匀，并启动秒表。

（5）终止计时：轻轻倾斜试管，记录从加入试剂至血浆凝固（液体停止流动）所需要的时间，即为APTT。

（6）重复测定：重复步骤（3）（4）（5）步骤，进行重复测定1次，取两次的平均值进行报告。

（7）按上述方法测定正常对照标本。

3. 结果判断。

以血浆中出现纤维蛋白网状物或血浆呈胶胨状为凝固终点。

4. 报告方式。

以时间（秒）及APTT比值进行报告。

患者血浆APTT：××秒。

正常对照血浆APTT：××秒。

APTT比值：患者APTT/正常对照APTT。

5. 正常参考值

（1）每个实验室应建立与所用测定方法相适应的正常参考值范围。

（2）APTT：通常成人为25～35秒，待测者的测定值应较正常值延长或缩短10秒以上才有临床意义。

6. 临床意义。

（1）APTT延长（较正常对照延长10秒以上）。

先天性凝血因子缺陷：即Ⅻ、Ⅺ、Ⅹ、Ⅸ、Ⅷ、Ⅴ、Ⅱ及Ⅰ因子中任何一个凝血因子缺乏，在临床上以Ⅷ（血友病甲）、Ⅸ（血友病乙）Ⅺ因子缺乏症常见。

获得性凝血因子缺陷，常见于以下情况：

① 各种肝脏疾病。

② 维K合成不足：如阻塞性黄疸。

③ 弥漫性血管内凝血（DIC）低凝期。

④ 抗凝物质增多：如患者使用了华法令、肝素，患者体内存在抗凝血因子抗体等。

（2）APTT缩短（较正常对照缩短10秒以上）。

可见于血栓前状态、高凝状态（如DIC高凝期）、心肌梗死、脑血栓等。

（3）作为临床使用普通肝素的首选监测指标。

通常以APTT比值维持在正常对照值的1.5～2.3为宜。

【注意事项】

同凝血酶原时间（PT）。

实验三　凝血酶时间测定（手工法）

【实验目的】

1. 能够叙述凝血酶时间（thrombin time，TT）的检测原理、方法、结果判断、结果报告方式、注意事项及临床意义。

2. 能够在老师的示范及指导下按照操作说明书进行TT的检测，判断结果并正确报告。

3. 能够结合患者临床信息分析判断检测结果的准确性，并根据检测结果判断患者病情。

【实验要求】

每人测定3份患者标本和1份正常对照标本，正确出具检查报告单。

【实验器材】

1. 仪器与用具。

恒温水浴箱、试管、试管架、加样枪、吸头、离心机、秒表。

2. 试剂。

TT试剂（商品试剂）：含标准化凝血酶试剂及0.025mol/L的氯化钙溶液。

3. 标本。

0.109mol/L枸橼酸钠抗凝的静脉血（抗凝剂与血液比例为1∶9）。

【实验内容】

1. 检测原理。

在37℃条件下，于受检血浆中加入"标准化"凝血酶试剂，使血浆纤维蛋白原转变为纤维蛋白，测定缺乏血小板血浆凝固所需时间，即为凝血酶时间。

2. 检测步骤。

（1）分离缺乏血小板血浆：将标本放入离心机中，以1500 g/min离心15分钟，分离血浆。

（2）试剂准备：将试剂从冰箱中取出平衡至室温，将试剂按需要量分别倒入不同的试管中，放于37℃恒温水浴箱中5min。

（3）加入标本：取1支小试管，加入受检血浆100μl，混匀放于37℃恒温水浴箱中3分钟。

（4）加入TT试剂：向上述试管中加入已预温好的TT试剂200μl，立即混匀，并启动秒表。

（5）终止计时：不断轻轻倾斜试管，记录从加入试剂至血浆凝固（液体停止流动）所需要的时间，即为TT。

（6）重复测定：重复（3）（4）（5）步骤进行重复测定1次，取两次的平均值进行报告。

（7）同时按上方法测定正常对照标本。

3. 结果判断。

以血浆中出现纤维蛋白网状物或血浆呈胶胨状为凝固终点。

4. 报告方式。

以时间（秒）来报告：

待测血浆TT：××秒。

正常对照血浆TT：××秒。

5. 正常参考值。

（1）每个实验室应建立与所用测定方法相适应的正常参考值范围。

（2）TT：通常成人为14～18秒，待测者的测定值应较正常值延长或缩短3秒以上才有临床意义。

6. 临床意义。

（1）TT延长（较正常对照延长3秒以上）：

①见于Ⅰ因子缺陷：如低（无）纤维蛋白原血症、纤维蛋白溶解亢进症。

②各种肝脏疾病。

③肝素或类肝素抗凝物质增多。

（2）TT缩短（较正常对照缩短3秒以上）：见于血栓前状态、高凝状态、心肌梗死、脑血栓等。

（3）作为溶栓治疗监测指标：通常维持TT值在正常对照值的1.5～2.5为宜。

【注意事项】

同凝血酶原时间（PT）。

实验四　纤维蛋白原含量测定（手工法）

【实验目的】

1. 能够叙述凝血酶法（von Clauss）测定纤维蛋白原（fibrinogen，Fib）的检测原理、方法、结果判断、结果报告方式、注意事项及临床意义。

2. 能够在老师的示范及指导下按照操作说明书进行凝血酶法检测纤维蛋白原，判断结果并正确报告。

3. 能够结合患者临床信息分析判断检测结果的准确性，并根据检测结果判断患者病情。

【实验要求】

每小组按要求制作1份纤维蛋白原标准曲线，每人测定1份患者标本，并正确出具检查报告单。

【实验器材】

1. 仪器与用具。

恒温水浴箱、试管、试管架、加样枪、吸头、离心机、秒表。

2. 试剂。

巴比妥缓冲液或咪唑缓冲液（pH值7.35）、凝血酶试剂、纤维蛋白原标准品（标定了纤维蛋白原含量的血浆）。

3. 标本。

0.109 mol/L枸橼酸钠抗凝的静脉血（抗凝剂与血液比例为1∶9）。

【实验内容】

1. 检测原理。

在凝血酶作用下，血浆纤维蛋白原可转变为纤维蛋白，受检血浆加入凝血酶后的凝固时间与血浆纤维蛋白原含量呈负相关，用标定纤维蛋白原含量的血浆制备标准曲线，通过标准曲线或回归方程可得到受检血浆中纤维蛋白原含量。

2. 检测步骤。

（1）标准曲线制备。

①稀释标准品：用巴比妥缓冲液或咪唑缓冲液将纤维蛋白原标准品稀释成不同的浓度。

②测定：取不同稀释度的标准品各200μl，置于37℃水浴预温2分钟，分别加入100μl 37℃预温的凝血酶试剂，观察结果并记录血浆凝固时间。

③绘制标准曲线：以标准品浓度为横坐标，以相应的血浆凝固时间为纵坐标，绘制标准曲线。

（2）测定标本。

①分离缺乏血小板的血浆：将标本放入离心机中以1500 g/min离心15分钟，分离血浆。

②试剂准备：将试剂从冰箱中取出平衡至室温，将试剂按需要量分别倒入不同的试管中，放于37℃恒温水浴箱中5 min。

③加入标本：取1支小试管，加入用巴比妥缓冲液做1∶10稀释的受检血浆200μl，放入37℃恒温水浴箱中3分钟。

④加入凝血酶试剂：向上述试管中加入已预热好的凝血酶试剂100μl，立即混匀并启动秒表。

⑤终止计时：不断轻轻倾斜试管，记录从加入试剂至血浆凝固（液体停止流动）所需要的时间。

⑥重复测定：重复步骤③④⑤进行重复测定1次，取两次的平均值进行报告。

⑦从标准曲线上查得纤维蛋白原含量。

3. 结果判断。

以血浆中出现纤维蛋白网状物或血浆呈胶胨状为凝固终点。

4. 报告方式。

Fib：××（g/L）

5. 正常参考值。

（1）每个实验室应建立与所用测定方法相适应的正常参考值范围。

（2）Fib：2～4 g/L。

6. 临床意义。

（1）Fib含量增高。

Fib是一种与凝血相关的急性时相反应蛋白，其含量增高可见于：

① 感染及应激反应：急性感染、急性传染病、风湿性疾病、急性肾炎、外科手术后、灼伤等。

② 高凝状态和血栓性疾病：如糖尿病、急性心肌梗死、肾病综合征、妊娠期高血压综合征等。

③ 恶性肿瘤：如多发性骨髓瘤及其他恶性肿瘤。

（2）Fib含量降低。

① 纤溶亢进：如DIC、继发性纤溶亢进。

② 严重肝脏疾病。

③ 大量失血。

④ 低（及）纤维蛋白原血症。

（3）作为溶栓治疗监测指标：通常维持Fib含量在1.2～1.5g/L较为适宜。

【注意事项】

同凝血酶原时间（PT）。

实验五　纤维蛋白（原）降解产物测定（胶乳法）

纤维蛋白原降解产物和纤维蛋白降低产物统称为纤维蛋白（原）降解产物（fibrinogen degradation products，FDPs），是纤溶活性增强的常用筛选试验。FDPs检测常用方法包括胶乳凝集法（定性、半定量检测）、ELISA法（定量检测）。

【实验目的】

1. 能够叙述胶乳法检测纤维蛋白（原）降解产物（FDPs）的检测原理、方法，结果判断、报告方式，注意事项及临床意义。

2. 能够在老师的示范及指导下按照操作说明书进行（FDPs）检测、结果判断并正确报告。

3. 能够结合患者临床信息分析判断检测结果的准确性，并根据检测结果判断患者病情。

【实验要求】

每位小组成员测定两份患者标本，并正确出具检查报告单。

【实验器材】

1. 实验用具。

玻片（或胶乳反应板）、加样枪、吸头、离心机。

2. 试剂。

FDP胶乳凝集试剂盒。

3. 标本。

0.109 mol/L枸橼酸钠抗凝的静脉血（抗凝剂与血液比例为1∶9）。

【实验内容】

1. 检测原理。

胶乳凝集法：将抗FDPs单克隆抗体包被在胶乳颗粒上，加入受检血浆，若受检血浆中存在一定量的FDPs，则可与胶乳颗粒上的相应抗体结合形成肉眼可见的凝集。

2. 检测步骤。

（1）分离血浆：将标本放入离心机中以1500 g/min离心15分钟，分离血浆。

（2）加标本：于玻片或反应板中加入50μl血浆。

（3）加入试剂：再于玻片或反应板中加入50μl胶乳试剂，混匀，轻轻摇动玻片或反应板3～5分钟。

（4）观察结果：在较强光线下观察凝集结果。

（5）如要进行半定量测定：如受检血浆为阳性，将受检血浆用缓冲液按1∶2、1∶4、1∶8、1∶16、1∶32等倍比例稀释，并重复上述步骤进行FDPs含量测定，以发生凝集反应的最高稀释度为反应终点。

3. 结果判断。

观察胶乳是否有凝集，有凝集为阳性，不凝集为阴性。

4. 报告方式。

（1）以FDPs阴性或阳性进行报告。

（2）以"mg/L"为单位报告。

5. 正常参考值。

（1）正常人为阴性。

（2）半定量测定：<5 mg/L。

6. 临床意义。

（1）原发性纤溶亢进：FDPs含量明显增高。

（2）继发性纤溶亢进：FDPs含量明显增高，如DIC、恶性肿瘤、肺栓塞、肾脏疾病、肝脏疾病。

（3）作为溶栓治疗监测指标：FDPs以在300～400mg/L为宜。

【注意事项】

1. 溶血、血脂会影响样品中FDPs的检测，应避免使用。

2. 受检血浆如不立即检测，应分装血浆后保存于−20℃及以下，避免反复冻融。

3. 临床上多采用免疫胶乳透射比浊法在全自动仪器上进行测定。

实验六　D-二聚体测定（胶乳法）

D-二聚体（D-dimer）是纤维蛋白的降解产物，是继发性纤溶活性增强的常用筛选试验。D-二聚体检测常用方法包括胶乳凝集法（定性、半定量检测）、ELISA法（定量检测）。

【实验目的】

1. 能够叙述胶乳法检测D-二聚体的检测原理、方法、结果判断、报告方式、注意事项及临床意义。

2. 能够在老师的示范及指导下按照操作说明书进行D-二聚体检测，判断结果并正确报告。

3. 能够结合患者临床信息分析判断检测结果的准确性，并根据检测结果判断患者病情状况。

【实验要求】

每小组成员测定2份患者标本，并正确出具检查报告单。

【实验器材】

1. 仪器与用具。

玻片（或胶乳反应板）、加样枪、吸头、离心机。

2. 试剂。

D-二聚体胶乳凝集试剂盒。

3. 标本。

0.109 mol/L枸橼酸钠抗凝的静脉血（抗凝剂与血液比例为1∶9）。

【实验内容】

1. 检测原理。

将D-二聚体单克隆抗体包被在胶乳颗粒上，加入受检血浆，若受检血浆中存在一定量的D-二聚体，则可与胶乳颗粒上的相应抗体结合形成肉眼可见的凝集。

2. 检测步骤。

（1）分离血浆：将标本放入离心机中以1500 g/min离心15分钟，分离血浆。

（2）加标本：于玻片或反应板中加入20μl血浆。

（3）加入试剂：再于玻片或反应板中加入50μl　D-二聚体胶乳试剂，混匀，轻轻摇动玻片或反应板3~5分钟。

（4）观察结果：在较强光线下观察凝集结果。

（5）如要进行半定量测定：如受检血浆为阳性，将受检血浆用缓冲液按1∶2、1∶4、1∶8、1∶16、1∶32等倍比例稀释，重复上述步骤进行D-二聚体含量测定，以发生凝集反应的最高稀释度为反应终点。

3. 结果判断。

观察胶乳是否有凝集，有凝集为阳性，不凝集为阴性。

4. 报告方式。

（1）以D-二聚体阴性或阳性进行报告。

（2）以"mg/L"为单位报告。

5. 正常参考值。

各实验室应建立与使用测定方法相适应的正常参考值范围。

（1）正常人为阴性。

（2）半定量测定：<0.40 mg/L。

6. 临床意义。

D-二聚体测定是纤溶活性增强的常用筛选试验

（1）用于鉴别原发性纤溶亢进和继发性纤溶亢进：前者D-二聚体阴性或不增高，后者D-二聚体阳性或增高。

（2）继发性纤溶亢进：D-二聚体明显增高，主要见于DIC，是早期诊断DIC的重要依据。

（3）溶栓治疗有效的观察指标：溶栓治疗有效时，D-二聚体表现为明显上升后逐渐下降，特异性较FDPs高。

【注意事项】

1. 溶血、血脂会影响样品D-二聚体的检测，应避免使用。

2. 受检血浆如不立即检测，应分装后保存于-20℃及以下，避免反复冻融。

3. 临床上多采用免疫胶乳透射比浊法在全自动仪器上进行测定。

重难点指导

出血与血栓检测中主要掌握临床常用六项（PT、APTT、TT、Fib、FDPs及D－二聚体）检测的临床意义，详情如下表所示。

1. PT、APTT及TT检测的临床意义。

鉴别点	PT（凝血酶原时间）	APTT（部分凝血活酶时间）	TT（凝血酶时间）
延长	PT延长（较正常对照延长3秒以上）： （1）先天性凝血因子缺陷：即Ⅶ因子、Ⅹ因子、Ⅴ因子及Ⅰ因子中任何一个凝血因子缺乏； （2）获得性凝血因子缺陷，常见于以下情况： ①各种肝脏疾病； ②维生素K合成不足：如阻塞性黄疸； ③弥漫性血管内凝血（DIC）低凝期； ④抗凝物质增多：使用华法林、肝素，存在抗凝血因子抗体等	APTT延长（较正常对照延长10秒以上）： （1）先天性凝血因子缺陷：即Ⅻ、Ⅺ、Ⅹ、Ⅸ、Ⅷ、Ⅴ、Ⅱ及Ⅰ因子中任何一个凝血因子缺乏，在临床上以Ⅷ（血友病甲）、Ⅸ（血友病乙）Ⅺ因子缺乏症常见； （2）获得性凝血因子缺陷，常见于以下情况： ①各种肝脏疾病； ②维生素K合成不足：如阻塞性黄疸； ③弥漫性血管内凝血（DIC）低凝期； ④抗凝物质增多：使用华法林、肝素，存在抗凝血因子抗体等	TT延长（较正常对照延长3秒以上）： （1）见于Ⅰ因子缺陷：如低（无）纤维蛋白原血症、纤维蛋白溶解亢进症； （2）各种肝脏疾病； （3）肝素或类肝素抗凝物质增多
缩短	PT缩短（较正常对照缩短3秒以上）： 可见于血栓前状态、高凝状态（如DIC高凝期）、心肌梗死、脑血栓等	APTT缩短（较正常对照缩短10秒以上）： 可见于血栓前状态、高凝状态（如DIC高凝期）、心肌梗死、脑血栓等	TT缩短（较正常对照缩短3秒以上）： 见于血栓前状态，血栓性疾病
药物监测	作为口服抗凝剂首选监测指标：此时除报告时间秒外，还必须报告INR。INR通常以维持在1.8～2.5为宜	作为普通肝素首选监测指标：通常以APTT维持在正常对照值的1.5～2.3为宜	作为溶栓治疗监测指标：通常维持TT值在正常对照值的1.5～2.5为宜

2. Fib、FDPs及D－二聚体检测的临床意义。

鉴别点	Fib（纤维蛋白原）	FDPs（纤维蛋白/原降解产物）	D－二聚体
增高	Fib 是一种与凝血相关的急性时相反应蛋白，其含量增高可见于： （1）感染及应激反应：急性感染、急性传染病、风湿性疾病、急性肾炎、外科手术、灼伤等； （2）高凝状态和血栓性疾病：如糖尿病、急性心肌梗塞、肾病综合征、妊娠期高血压综合征等； （3）恶性肿瘤：如多发性骨髓瘤及其他恶性肿瘤	（1）原发性纤溶亢进：FDPs含量明显增高； （2）继发性纤溶亢进：FDPs含量明显增高，如DIC、恶性肿瘤、肺栓塞、肾脏疾病、肝脏疾病	（1）用于鉴别原发性纤溶亢进和继发性纤溶亢进：前者D-二聚体阴性或不增高，后者D-二聚体阳性或增高； （2）继发性纤溶亢进：D-二聚体明显增高，主要见于DIC，是早期诊断DIC的重要依据
降低	见于： （1）纤溶亢进：如DIC、继发性纤溶亢进； （2）严重肝脏疾病； （3）大量失血； （4）低（及）纤维蛋白原血症	无	无
监测指标	作为溶栓治疗监测指标：通常维持Fg含量在1.2～1.5g/L较为适宜	作为溶栓治疗监测指标：FDPs以在300～400 mg/L为宜	溶栓治疗有效的观察指标：溶栓治疗有效时，D-二聚体表现为明显上升后逐渐下降，特异性较FDPs高

达标检测

病例分析

女性，5岁，有皮肤黏膜出血、鼻衄与牙龈出血。辅助检查：BT 11分钟，血小板 $150 \times 10^9/L$，APTT 55秒，PT 12秒。

请判断：

1. 该患者初步诊断是什么疾病？依据是什么？

2. 为进一步确诊，还可以做哪些实验室检查？

3. 最常用的筛选和确诊的实验室检查是什么？为什么？

4. 本病应与哪些疾病鉴别，常用的鉴别实验和结果是什么？

达标检测答案

1. 该患者初步考虑为血管性血友病，依据：首先BT延长说明与一期止血有关，即血管壁和血小板；其次APTT延长，PLT、PT正常，可能与Ⅷ因子的稳定因子vWF有关。

2. 为进一步确诊，还可以做FⅧ:C测定、vWFAg定量、vWF基因检测。

3. 最常用的筛选实验室检查是BT和APTT、PT、PCT测定确诊实验室检查是vWFAg定量，直接测定vWF含量可确诊。

4. 本病应与血友病、血小板无力症鉴别，常用的鉴别实验和结果如下：

项目	BT	vWF	APTT	PT	PLT计数	PLT功能
vWD	延长	下降	延长	正常	正常	异常
血友病	正常	正常	延长	正常	正常	正常
血小板无力症	延长	正常	正常	正常	正常	异常

参考资料

［1］夏微，陈婷梅. 临床血液学检验技术［M］. 北京：人民卫生出版社，2015.

［2］侯振江，杨晓斌. 血液学检验［M］. 4版. 北京：人民卫生出版社，2015.

［3］曾小菁. 临床血液学检验实验指导［M］. 北京：科学出版社，2013.

［4］管洪在. 临床血液学与检验实验指导［M］. 3版. 北京：人民卫生出版社，2011.

［5］马小宁. 医学检验职业技能实训与评价指南［M］. 北京：人民卫生出版社，2011.

［6］张之南，沈悌. 血液病诊断及疗效标准［M］. 3版. 北京：人民卫生出版社，2007.

［7］叶应妩，王毓三，申子瑜. 全国临床检验操作规程［M］. 3版. 南京：东南大学出版社，2006.

［8］王淑娟，王建忠，吴振茹. 现代血细胞学图谱［M］. 北京：人民卫生出版，2001.

［9］丛玉隆，李顺义，卢兴国. 中国血细胞诊断学［M］. 北京：人民军医出版社，2010.

［10］吴丽娟. 临床流式细胞学检验技术［M］. 北京：人民军医出版社，2010.